DR. MED. HANS-PETER BISCHOFF

Manuelle Medizin

DR. MED. HANS-PETER BISCHOFF

Manuelle Medizin

Chirotherapie – Osteopathie:

Sanfte Hilfe für Rücken und Gelenke

IRISIANA

Die Inhalte des Buches wurden vom Verfasser nach bestem Wissen erstellt und mit größtmöglicher Sorgfalt geprüft. Sie bieten jedoch keinen Ersatz für eine kompetente medizinische Beratung. Weder Autor noch Verlag können für eventuelle Nachteile oder Schäden, die aus in dem Buch gegebenen Hinweisen resultieren, eine Haftung übernehmen.

Bibliografische Information Der Deutschen Bibliothek
Die Deutsche Bibliothek verzeichnet diese Publikation in der Deutschen Nationalbibliografie; detaillierte bibliografische Daten sind im Internet unter http://dnb.ddb.de abrufbar.

Textredaktion: Katy Albrecht
Umschlaggestaltung: Die Werkstatt München / Weiss · Zembsch,
unter Verwendung eines Motivs von Zefa
Illustrationen: Astrid Rieder
Produktion: Ortrud Müller
Satz: Uhl+Massopust, Aalen
Druck und Bindung: Druckerei Himmer, Augsburg
Printed in Germany

ISBN 3-7205-2589-9

Inhaltsverzeichnis

Danksagung

Es ist dem Hugendubel-Verlag zu danken, dass er sich entschloss, den Lesern eine Information einerseits ohne Werbecharakter, andererseits aber auch ohne Schwarzmalerei anzubieten. Mein Dank für die stets verständnisvolle Begleitung bei der Fertigstellung dieses Buches gilt insbesondere Frau Alexandra Kosian-Krishnabhakdi vom Hugendubel-Verlag. Ich danke aber auch dem Präsidenten der Deutschen Gesellschaft für Manuelle Medizin, Herrn Dr. Hermann Tlusteck aus Dessau, sowie den Lehrern des Dr.-Karl-Sell-Ärzteseminars, Herrn Dr. Norbert Dehoust aus Herrsching am Ammersee, Frau Claudia Katschker aus Isny-Neutrauchburg und Herrn Dr. Trobos aus Schladming, denen ich gute Anregungen verdanke.

Vorwort

Es gibt viele Fachbücher über Manuelle Medizin und ihre »Spielarten«. Ein Buch für den interessierten Laien sucht man bisher vergeblich. Dieses Buch soll diese Lücke schließen und zu einer objektiven Information beitragen. Denn es gibt Informationen für einzelne Zweige der Manuellen Medizin, die teilweise schon den Charakter von Werbeschriften haben. Und es gibt überaus kritische Kommentare und Veröffentlichungen in Massenmedien, die in längst nicht immer seriöser Manier auf Gefahren durch die Anwendung der Manuellen Medizin hinweisen. Deshalb habe ich es mir zum Ziel gesetzt, über Inhalte, Möglichkeiten und Grenzen der Manuellen Medizin in allgemein verständlicher Form ausgiebig zu informieren.

Längst nicht alles, was man mit der Hand am Leidenden macht, ist Bestandteil der Manuellen Medizin. Das gilt für esoterisches Handauflegen mit »Energieflüssen« ebenso wie für die sehr verantwortungsvolle Tätigkeit eines Arztes im Operationssaal. Bei der Manuellen Medizin handelt es sich zwar um Methoden mit Jahrtausende alten Wurzeln in der Volksmedizin, doch nach dem Zweiten Weltkrieg wurde sie in Europa mit gutem Erfolg auch in die Universitätsmedizin integriert. Allein in Deutschland arbeiten Zehntausende von Ärzten erfolgreich mit dieser Methode. In diesem Teil der Medizin betätigen sich allerdings auch besonders viele nichtärztliche Behandler.
Die Manuelle Medizin erfreut sich zu Recht als sanfte und bei korrekter Anwendung gefahrlose Methode großer Beliebtheit in der Behandlung von Funktionsstörungen und Schmerzen. Dabei wird dieser Methode aber häufig auch zu viel zugetraut. Eine umfassende Information der Patienten ist daher angebracht. Deshalb hat das Präsidium der Deutschen Gesellschaft für Manuelle Medizin die Anfrage des Hugendubel-Verlages sehr begrüßt und mich als einen ihrer Vizepräsidenten mit der Realisierung beauftragt.
Ich habe mich nach Kräften bemüht, den Leser über Geschichte, Gegenstand, Grundlagen, Untersuchungs- und Behandlungstechniken der Manuellen Medizin ebenso zu informieren wie über vermeidbare Fehler, Gegenanzeigen und sich eventuell ergebende rechtliche Fragen.

Ich hoffe, dass dieses Buch den interessierten Laien ihre Fragen zu diesem interessanten Bereich der Medizin beantwortet und einen breiten Leserkreis findet.

Isny, im Oktober 2004 — Dr. med. Hans-Peter Bischoff

Kapitel 1:

Die Geschichte der Manuellen Medizin

Manuelle Medizin: vom Altertum bis in die Neuzeit

Die Manuelle Medizin ist eine Jahrtausende alte Heilmethode. Schon Hippokrates von Kos (460–377 v. Chr.), der bedeutendste Arzt der griechischen Antike, welcher auch als Vater der abendländischen Medizin gilt, beschreibt die Rolle der Wirbelsäule als zentrales Steuerungsorgan mit ihren Auswirkungen auch auf andere Organsysteme. In seinem Werk über die Gelenke schreibt er: »Die Wirbelsäule trägt Ursache und Wirkung in sich.« Er schreibt, dass das geringe Abrücken eines oder mehrerer Wirbel von ihrer Ausgangslage von Hand wieder in Ordnung gebracht werden könne. Das entspricht in etwa dem heute noch bei den Chiropraktoren gebräuchlichen Begriff der »Subluxation«. Von dem griechischen Arzt Apollonius von Kitium sind eine Reihe von Darstellungen mit Wirbelsäulenbehandlungen erhalten, die mit der Hand, mit den Füßen, durch Auf-den-Rücken-des-Kranken-Setzen und mittels Geräten durchgeführt werden. Auch der altgriechische Geograf Strabo berichtet von Manipulationstechniken an der Wirbelsäule, die er auf seinen Reisen in Indien gesehen habe. Ebenso finden sich schon altägyptische Darstellungen von manuellen Behandlungstechniken und tibetische Bücher der Heilkunst, in denen manuelle Behandlungen recht genau beschrieben sind. Die ältesten uns überlieferten Berichte reichen aber noch viel weiter zurück. Diese Berichte stammen aus Mesopotamien aus der Zeit des Hammurabi (2113–2081 v. Chr.). Im Palast des assyrischen Königs San Herib ist ein Alabasterreif gefunden worden, auf dem Manipulationen des Rückens dargestellt sind. Gerade die griechischen Ärzte der Antike sowie auch die auf deren Wissen aufbauenden arabischen Ärzte des frühen Mittelalters sahen aber bereits die Notwendigkeit der ganzheitlichen Behandlung des Menschen, die auch die seelische und geistige Beschaffenheit eines Leidenden zu umfassen hat. Das ist keine Erfindung des 19. Jahrhunderts, sondern war schon immer Bestandteil einer guten (auch manuellen) Medizin. Unter anderem belegen dies die Werke von Galen (129–199 n. Chr.), dessen Schriften im 9. Jahrhundert ins Arabische übersetzt wurden. Galen sprach nicht mehr von einem geringen Abrücken eines Wirbels von seiner Ausgangslage, sondern davon, dass die »Harmonie zwischen den Wirbeln« verloren gegangen sei. Das wiederum entspricht in etwa dem heute üblichen Begriff der Blockierung eines Wirbels. Man sieht auch daran, dass vieles angeblich Neues so neu gar nicht ist. Rund 500 Jahre nach Galen entwickelt Paulos von Ägina ein gepolstertes Holzlattenkorsett und eine Maschine zum Reponieren von Wirbeln. Er lehnte allerdings das schon früher geübte Strecken von Patienten durch Aufhängung ab.

Mittelalterliche Aufzeichnungen und Erwähnungen manualmedizinischer Behandlungen

Auch in den Büchern des berühmten arabischen Arztes Avicenna (980–1037 n. Chr.) und in den Schriften der Äbtissin Hildegard von Bingen (1098–1179 n. Chr.), auf die sich heute noch verschiedene Richtungen der Naturheilkunde berufen, finden sich Beschreibungen von Manipulationen als Bestandteil der damaligen Heilkunst. Persische Miniaturen aus dem 12. Jahrhundert zeigen dagegen manuelle Wirbelsäulenbehandlungen, die unter starkem, durch Streckgeräte erzeugtem Zug durchgeführt wurden.

Doch nicht nur aus dem Vorderen Orient und dem Europa des klassischen Altertums sind uns manuelle Wirbelsäulenbehandlungen bekannt. Auch im Fernen Osten waren manuelle Techniken nicht nur Bestandteil der Volksmedizin, sondern sogar der offiziell anerkannten Medizin. In einer medizinischen Enzyklopädie, die auf Befehl des Kaisers Chien-Lung verfasst wurde, ist unter anderem eine Abbildung zu sehen, in der ein Patient unter dem Zug seines Körpergewichts an einem Gestell hängt und ihm zunächst unter seinen Füßen liegende Platten eine nach der anderen entfernt werden, während der Arzt mit Kraft gegen den Rücken klopft. Die heutige Manuelle Medizin hat glücklicherweise auf sanfte Techniken umgeschaltet.

Im späten Mittelalter verliert sich die Kenntnis der manuellen Behandlungstechniken in der ärztlichen Ausbildung. Das fällt besonders dadurch auf, dass der berühmteste deutsche Arzt des späten Mittelalters, Theophrastus Bombastus Paracelsus von Hohenheim, in seinen überaus vielfältigen Schriften kein Wort über manuelle Behandlungen der Wirbelsäule oder der Gelenke verliert.

Manuelle Medizin in der Neuzeit

In Europa gab es verschiedene Berufsgruppen, die sich als Laienbehandler der Handgrifftechniken bedienten. Diese erfreuten sich längst nicht immer großen Ansehens. Es existiert aus dem Mittelalter sogar eine Liste, die das bestätigt. Hier sind unter den Leuten, welche die ungelernte Tätigkeit der Manipulationen an den Gelenken ausführen, »verdorbene Apotheker, verlorene Pfaffen, dolle Juden, Kursimuskrämer, Schneider, Torwächter, Schulplätzer, Wurzenträger, Zahnbrecher, alte Einöggen, zahnlose Vetteln, alte hebräische beschworene Weiber, Baderknechte, Vasenmeister und andere Idioten« genannt.

Später waren es in England die »bonesetters« (zu Deutsch etwa Knochensetzer), von denen berichtet wird, dass sich in früheren Zeiten sogar Mitglieder des englischen Hofes von ihnen behandeln ließen. Diese »bonesetters« hielten ihre Künste oft geheim und gaben sie nur innerhalb der Familie weiter. In Deutschland waren es bis ins 20. Jahrhundert hinein vor allem die Schäfer, die diese Kunst pflegten. Auch in Böhmen wurde die Kunst des »Knochensetzens« von spezialisierten Laien gepflegt. In Spanien wurden die manualmedizinisch tätigen Laien als »algebristas« (Wundarzt), in Italien als »renunctores« (Einrichter) bezeichnet.

In Südostasien und im Fernen Osten werden heute noch entsprechende Behandlungen am liegenden Patienten nicht mit den Händen, sondern mit den Füßen durchgeführt, wobei leichtgewichtige Frauen oder Kinder über den Rücken der Leidenden gehen und an den schmerzenden Stellen mit ihren Füßen leichte Druckimpulse geben.

Die osteopathische Schule in den USA

In den Bereich ärztlichen Handelns kam die Manuelle Medizin im 19. Jahrhundert wieder in den USA. Es war der amerikanische Arzt Jim Atkinson, der in Davenport wirkte, bei dem der spätere Gründer der osteopathischen Schule, Andrew Taylor Still, seine ersten Erfahrungen sammelte. Eine Legende – die von den Osteopathen sehr gepflegt wird – besagt, dass Still schon als Zehnjähriger an migräneartigen Kopfschmerzen litt, die er dadurch bei sich selbst immer wieder heilte, dass er ein Lasso einige Zentimeter hoch über dem Erdboden zwischen zwei Bäumen befestigte und sich mit dem Nacken auf dieses Lasso legte. Still gründete am 30.10.1884 in Kirksville, Missouri, die erste Schule in den USA, die ihren Schülern nach erfolgreichem Abschluss ihrer Ausbildung den Titel eines Doktors der Osteopathie (D.O.) verlieh. Er entwickelte eine Lehre, der zufolge die Wirbelsäule bei allen Erkrankungen eine Schlüsselstellung einnehme. Er glaubte, dass es durch die geringe Fehlstellung eines Wirbels über eine Kompression der Blut- und Lymphgefäße und damit durch eine örtliche Minderdurchblutung zu einer Verteidigungsschwäche des Organismus gegenüber Erregern und dadurch wiederum zur Krankheit komme. Er glaubte, dass die manuelle Beseitigung einer solchen geringen Fehlstellung (als solche wurde von ihm auch das verstanden, was man heute als »osteopathische Laesion« bezeichnet) über eine Normalisierung der Durchblutung und damit über einen Wiederaufbau der Abwehrkräfte zur Heilung führe. Die von Still aufgestellten Grundsätze der Osteopathie werden auch heute noch von seinen Nachfolgern anerkannt. Sie lauten:

1. Der gesunde Mensch erfreut sich einer natürlichen Immunität, die es ihm erlaubt, alle inneren und äußeren Angriffe erfolgreich abzuwehren.
2. Der völlige und teilweise Verlust dieser Immunität ist fast immer strukturellen Veränderungen des Skeletts und besonders der Wirbelsäule zuzuschreiben, welche die natürlichen Abwehrkräfte des menschlichen Körpers blockieren. Das ist die so genannte osteopathische Laesion. Sie ist die direkte oder indirekte Ursache jeder pathologischen (krankhaften) Äußerung.
3. Durch eine zweckmäßige und rein manuelle Technik ist es häufig möglich, diese strukturellen Veränderungen zu beseitigen, die osteopathische Laesion einzurichten und so dem Organismus seine natürliche Abwehrfähigkeit wiederzugeben.

In der zweiten Hälfte des 20. Jahrhunderts erfuhr die Osteopathie vor allem in den USA eine wesentliche Erweiterung. Es kamen zu den nur an der Wirbelsäule und an den Gelenken ansetzenden Techniken auch die Techniken hinzu, die direkt auf Muskeln (Muskelenergietechniken), Faszien (Muskelbinden) und Muskeln (myofasziale Techniken) und auf innere Organe (viszerale Mobilisationen) einwirken. Der amerikanische Osteopath William G. Sutherland entwickelte auch noch Techniken, von denen er sich eine Einwirkung auf die Nähte der Schädelknochen verspricht. Diese Einwirkung ist aber auch in der Manuellen Medizin noch keineswegs allgemein anerkannt. Er kam über einen Versuch dazu, bei dem er einen mit Erbsen gefüllten Totenschädel durch eine Quellung der angefeuchteten Erbsen sprengte und dabei feststellte, dass dieser im Bereich der Schädelnähte aufplatzte.

Auch im nichtärztlichen Bereich nahm die Entwicklung der Handgriffmedizin in der Neuzeit ihren Ursprung in den USA. David D. Palmer, ein amerikanischer Gemischtwarenhändler, der als Laientherapeut wirkte, arbeitete in Davenport, wo sein Sohn B. J. Palmer 1903 die erste Schule für Chiropraktik gründete, die ihren erfolgreichen Absolventen den Titel eines D. C. (Doctor of Chiropractic) verlieh. Auch diese Schule blieb bei der Anschauung, dass ein geringes Abrücken eines Wirbels von der Normalposition beziehungsweise ein Verharren an der Grenze normaler Beweglichkeit die Ursache der zu behandelnden Störungen sei. B. J. Palmer entwickelte auch eine besondere Methode zur Behandlung von Störungen am obersten Halswirbel, dem Atlas. Er machte, wie auch die modernen europäischen Atlastherapeuten, die auf den Franzosen André Arlen zurückgehen, den Atlas für fast alles verantwortlich und wollte deshalb auch fast alles mit einer Behandlung des Atlas heilen. Daher kommt auch der Name dieser »HIO(hole in one)«-Methode. Diese Methode ist aber unter anderem nach den Erfahrungen des deutschen Chirotherapeuten Gottfried Gutmann mit deutlichen Risiken beladen, weshalb den erwähnten Behandlungstechniken der europäischen Atlastherapeuten auf jeden Fall Vorzug zu geben ist. Die Chiropraktoren sprechen von einer »Subluxation« eines Wirbels. Der Begriff Subluxation ist aber ein Begriff aus der Unfallheilkunde und wird in der europäischen Manuellen Medizin nicht verwendet.

Einzug der Manualmedizin in Europa

Auf dem Weg nach Europa kam die Manuelle Medizin aus den USA zunächst nach England, wo vor allem die osteopathische Schule durch James Mennell und Alan Stoddard weiterentwickelt wurde. Aber auch unabhängig von den amerikanischen Einflüssen gab es in Europa schon durchaus bemerkenswerte Entwicklungen in diesem Bereich. So veröffentlichte der Schweizer Landarzt Otto Naegeli 1894 ein Buch unter dem Titel »Nervenleiden und Nervenschmerzen, ihre Behandlung und Heilung durch Handgriffe«, das in mehreren Auflagen erschien. Seine Techniken waren bei vielen Ärzten seiner Zeit sehr beliebt und wurden auch an Nichtärzte weitergegeben. So ist bekannt, dass seine Handgriffe noch bis zum Ersten Weltkrieg von den Masseuren in der Berliner Charité gelernt und angewendet wurden.

Heutige Manualmedizin in Deutschland

Aber erst nach 1945 setzte in Mitteleuropa, vor allem in Deutschland, eine wesentliche Entwicklung und Weiterentwicklung der Manuellen Medizin ein. In Deutschland waren es zunächst zwei Gruppen, welche die Entwicklung vorantrieben. In Süddeutschland war es die Gruppe um den Orthopäden Dr. Karl Sell, der als Oberarzt an der orthopädischen Universitätsklinik Gießen einen amerikanische Chiropraktor beschäftigte und später in Isny die Ärztegesellschaft für manuelle Wirbelsäulen- und Extremitätentherapie (MWE) gründete. Aus dieser ging das heutige Dr.-Karl-Sell-Ärzteseminar der Deutschen Gesellschaft für Manuelle Medizin in Isny-Neutrauchburg hervor, in dem Ärzte und Physiotherapeuten in Manueller Medizin beziehungsweise Manueller Therapie (dies gilt für die nichtärztlichen Physiotherapeuten) ausgebildet werden. Sell war es, der besonders die für die Untersuchung wesentliche »Irritationspunktdiagnostik« einführte und von Beginn an die Behandlung in die schmerzfreie Richtung lehrte.

In Norddeutschland war es zunächst in Hamburg eine Gruppe mit den Ärzten Dr. Albert Cramer und Dr. Gottfried Gutmann, welche die Forschungsgemeinschaft für Arthrologie und Chiropraktik (FAC) mit dem Ärzteseminar in Hamm begründete. Genau wie Karl Sell holte sich diese Gruppe ihre ersten Kenntnisse von Chiropraktoren, dem Hamburger Werner Peper, dessen Lehrbuch der chiropraktischen Technik inzwischen viele Auflagen in Deutschland erlebte, und von dem Schweden Lennart B. Sandberg, der besonders die Hole-in-One-Technik pflegte und sich um die Röntgentechnik für Aufnahmen der Halswirbelsäule verdient gemacht hat. Später nannte sich die norddeutsche Vereinigung in »Forschungsgemeinschaft für Arthrologie und Chirotherapie« um. Sie betreibt heute das Ärzteseminar Hamm-Boppard, das ebenfalls Ärzte und Physiotherapeuten ausbildet. Das Lehrgebäude der FAC beruht vor allem auf der Arbeit ihrer früheren Vorsitzenden Dr. Gottfried Gutmann und Dr. Herbert Frisch. Diese beiden Schulen waren nicht nur geografisch weit voneinander entfernt, sondern sie setzten auch deutlich unterschiedliche Schwerpunkte. Gottfried Gutmann stellte den Atlas in den Mittelpunkt seiner chirotherapeutischen Schule und Karl Sell das Kreuzdarmbeingelenk. Man könnte sagen, der eine baute das Haus von unten, der andere von oben.

Die kurz nach dem Zweiten Weltkrieg in Deutschland tätigen Chirotherapeuten neigten allerdings dazu, der Methode zu viele Möglichkeiten zuzutrauen. So glaubte beispielsweise Dr. Karl Sell, dass er mit einer Manipulation im Bereich der unteren Brustwirbelsäule auch den Säuregrad des Magensaftes gezielt beeinflussen könne.

Die Ausbildung von Manualmedizinern

Ebenso begannen die deutschen Heilpraktiker nach der Wiederzulassung der Heilpraktikerschulen nach 1945 vermehrt mit der Chiropraktikausbildung, wobei als Lehrer anfänglich auch in den USA ausgebildete Chiropraktoren fungierten. Es wurde aber im Gegensatz zur Ärzteschaft keine einheitlich geregelte Ausbildung festgeschrieben.

Parallel zur Entwicklung in Deutschland bildete sich in der Schweiz die Schweizer Ärztegesellschaft für Manuelle Medizin (SÄMM), die lange Jahre unter der erfolgreichen Leitung des Sell-Schülers Dr. Hans Caviezel stand. Von Dr. Hans Caviezel erschien 1965 das erste Lehrbuch über die Manuelle Wirbelsäulentherapie für die beiden Schulen in Isny-Neutrauchburg und in der Schweiz. Er betonte schon frühzeitig die Bedeutung der Muskulatur im Rahmen des Blockierungsgeschehens.

In Frankreich erhielt Dr. Maigne 1970 einen Lehrauftrag für Manuelle Medizin mit einer Ausbildungsdauer von fünf Monaten. Sein Buch über »Wirbelsäulenbedingte Schmerzen und ihre Behandlung durch Manipulationen« war das erste umfassende Werk eines europäischen Arztes über die Manualmedizin.

In Österreich wurde unter der Leitung von Univ.-Prof. Dr. Hans Tilscher die Österreichische Ärztegesellschaft für Manuelle Medizin (ÖÄMM) mit Sitz in Wien und später die Österreichische Arbeitsgemeinschaft für Manuelle Medizin nach Dr. Karl Sell unter der Leitung von Univ.-Prof. Dr. Rudolf Lackner mit Sitz in Graz gegründet.

Auch im früheren Ostblock fasste die Manuelle Medizin mit einer Schule unter der Leitung von Prof. Dr. Karel Lewit zunächst in der damaligen Tschechoslowakei Fuß, die wiederum die Bildung einer Sektion Manuelle Medizin innerhalb der Gesellschaft für Physikalische Medizin in der damaligen DDR anregte. Letztere ist seit 1990 als Ärzteseminar Berlin (ÄMM) das dritte Mitgliedsseminar der 1966 gegründeten Deutschen Gesellschaft für Manuelle Medizin (DGMM). Die DGMM wiederum ist Mitglied der Internationalen Gesellschaft für Manuelle Medizin (FIMM), die 1965 gegründet wurde. Alle drei Seminare der DGMM führen heute auch Fortbildungen in den vor allem in den USA weiterentwickelten osteopathischen Techniken durch.

Inzwischen gibt es auch an einer Reihe deutscher Universitäten Lehraufträge für Manuelle Medizin und es werden auch in deutschen orthopädischen Universitätskliniken von den Seminaren der DGMM Kurse zur Erlangung der Bereichsbezeichnung Manuelle Medizin/Chirotherapie (beispielsweise in Greifswald, Heidelberg, München, Münster und Ulm) durchgeführt.

Wenn auch in Deutschland nach 1945 die ärztlicherseits betriebene Manuelle Medizin einen immer schnelleren Aufschwung nahm, dauerte es doch noch bis Anfang der 60er Jahre, bis dies auch Einzug in die ärztliche Gebührenordnung fand. Nach einem Beschluss des Deutschen Ärztetages von 1976 wurde dann die qualifizierte Zusatzbezeichnung »Chirotherapie« in die ärztliche Weiterbildungsordnung aufgenommen. Damals gab es eine längere Diskussion um die Frage, welchem Fach der Bereich Chirotherapie zuzuordnen sei. Naturgemäß wurde dabei besonders die Orthopädie aktiv.

Die Orthopädie als die medizinische Disziplin, die sich auf die Erkennung und Behandlung von Störungen, Erkrankungen, Verletzungen und Fehlbildungen der Bewegungsorgane spezialisiert hat, war naturgemäß dafür prädestiniert. Sie hat deshalb auch in ihrer wissenschaftlichen Gesellschaft einen Arbeitskreis für Manuelle Medizin eingerichtet. Zunächst wurde deshalb die Zusatzbezeichnung »Chirotherapeut« auch nur für Allgemeinmediziner, Orthopäden und Chirurgen eingerichtet. Das wurde im Laufe der Zeit auf immer mehr medizinische Fachgebiete ausgedehnt. Bereits früher wurden allerdings auch die Vertreter anderer Fächer aktiv. So veröffentlichte 1962 der Neurologe und Psychiater Udo Derbolowsky ein Buch über die Chirotherapie als psychosomatische Heilmethode. Das hat sich zwar nicht durchgesetzt, er hat damit aber den Blick der Manualmediziner für die psychosomatischen Zusammenhänge geschärft.

Die im Jahre 2003 vom Deutschen Ärztetag beschlossene neue Weiterbildungsordnung verlängerte die Ausbildungszeit für Manuelle Medizin auf 320 Stunden (ohne die ergänzende osteopathische Weiterbildung)und erweiterte die Kursinhalte. Die Deutsche Gesellschaft für Manuelle Medizin erarbeitete in Zusammenarbeit mit der Bundesärztekammer ein Kursbuch für diesen Bereich, das die Weiterbildungsinhalte für Ärzte festlegt.

Damit werden auch Teile der bisher noch nicht enthaltenen Bestandteile von Techniken der amerikanischen und europäischen Osteopathen in die ärztliche Weiterbildung aufgenommen.

Kapitel 2:

Was ist Manuelle Medizin?

Vorurteile und falsche Erwartungen

Die Manuelle Medizin ist einerseits im Bewusstsein der Menschen fest verankert, andererseits aber mit vielen positiven oder negativen Vorurteilen und auch Einzelerfahrungen belegt. Für die einen ist sie fast schon ein Instrument zur Wunderheilung (»der heilsame Ruck ließ mich wieder gehen«) für die anderen ist sie mit Schmerzen (etwa bei nicht optimal arbeitenden Behandlern) oder sogar mit schlimmen Folgen (Kapitel 10) verbunden. Tatsächlich ist sie weder eine Methode für »Wunderheilungen«, noch ist sie bei korrekter Anwendung nach Ausschluss aller Gegenanzeigen gefährlich. In sehr seltenen Fällen kann es allerdings schwierig sein, alle Gegenanzeigen wirklich sicher auszuschließen. Bei Laien herrschen oft auch falsche Vorstellungen über den Gegenstand und den Einsatz der Manuellen Medizin. Es wird immer wieder davon gesprochen, dass ein Wirbel »draußen« sei und »eingerenkt« werden müsse. Oder der Patient kommt zum Behandler und sagt, »mein Wirbel ist verschoben«. Es kommt sogar vor, dass ein Patient berichtet: »Ich hatte einen Bandscheibenvorfall und mein Chiropraktiker hat ihn reponiert.« Alles das stimmt natürlich so nicht, sondern es handelt sich um die Feststellung und Behandlung von Bewegungsstörungen in den einzelnen Teilen der Wirbelsäule und in den Gelenken sowie solch auslösende oder begleitende Veränderungen an inneren Organen, soweit sie nicht durch Veränderungen der Struktur unveränderlich geworden sind. Man muss sich auch stets vor Augen halten, dass eine chiropraktische oder eine andere Manipulationsbehandlung einen Bandscheibenvorfall nicht beseitigen kann.

Ein Manualmediziner reponiert auch nicht. Unter Reponieren versteht man in der Medizin die Einrenkung eines ausgekugelten Gelenkes oder die Einrichtung eines verschobenen Knochenbruches. Beides ist kein Gegenstand der Manuellen Medizin.

Wenn man unter dem Begriff »Manuelle Medizin« alles zusammenfasst, was mit den Händen eines Behandlers an Patienten untersucht und behandelt wird, wäre der Bogen sehr weit zu spannen. Die Ärztin oder der Arzt, die mit ihren Händen durch die Bauchdecken hindurch innere Organe untersuchen, die Muskelspannung tasten oder Arterienpulse prüfen, der Masseur mit seinen verschiedenen von Hand auszuführenden Techniken und auch der Patient, der sich selbst mit einer Akupressur zu helfen versucht, bedienen sich alle manueller (also mit den Händen ausgeführter) Techniken.

Doch diese Dinge fallen nicht unter den mit der qualifizierten ärztlichen Zusatzbezeichnung »Chirotherapie« oder »Manuelle Medizin« definierten Bereich.

Bei der Manuellen Medizin handelt es sich nicht um irgendeine obskure Geheimwissenschaft, sondern um eine medizinische Disziplin, die lehrbar, lernbar und hinsichtlich ihrer Anwendung und ihrer Erfolge auch kontrollierbar und nachvollziehbar ist. Dinge, die nur von wenigen »Auserwählten« und »Meistern« erfasst und verstanden werden können, haben in der modernen Manuellen Medizin nichts verloren. Ebenso wenig wie sie mit pseudoreligiös vorgetragenen Philosophien oder esoterischen »Weisheiten« zu tun hat.

Die moderne Manuelle Medizin orientiert sich sowohl an den anatomischen Grundlagen als auch an den für das menschliche willkürliche und unwillkürliche Nervensystem gültigen Gesetzmäßigkeiten. Natürlich braucht ein guter Manualmediziner genauso wie ein guter Operateur aus einer der chirurgischen Fachdisziplinen Erfahrung und ein ausgeprägtes (aber eben auch erlernbares) Gefühl für die Gewebereaktionen. Ein Mensch ohne manuelles Geschick eignet sich weder für das Erlernen manualmedizinischer noch für das Erlernen chirurgischer Techniken.

Von der Deutschen Gesellschaft für Manuelle Medizin, dem Zusammenschluss qualifizierter Weiterbilder in diesem Bereich, wird die Manuelle Medizin wie folgt definiert:
Manuelle Medizin (MM) ist die medizinische Disziplin, in der unter Nutzung der theoretischen Grundlagen, Kenntnisse und Verfahren weiterer medizinischer Gebiete die Befundaufnahme am Bewegungssystem, dem Kopf, viszeralen (die Eingeweide betreffenden) und bindegewebigen Strukturen sowie die Behandlung ihrer Funktionsstörungen mit der Hand unter präventiver, kurativer und rehabilitativer Zielsetzung erfolgt. Diagnostik und Therapie beruhen auf biomechanischen und neurophysiologischen Prinzipien.

Die Behandlungsarten und -techniken der Manuellen Medizin

Diese Definition deckt den gesamten Bereich der heute gelehrten Manuellen Medizin ab. Mit ihr sind auch alle Richtungen der Manuellen Medizin erfasst, wenn das von den Vertretern einzelner Richtungen auch (wohl aus Marketinggründen) gern abgestritten wird. Sie deckt den ganzen Bereich von Untersuchungen und Behandlungen aus der Atlastherapie, der Chiropraktik, der Chirotherapie, dem Maitlandkonzept, der Manuellen Therapie (also der an Physiotherapeuten über eine Verordnung delegierbaren Maßnahmen), der Osteopathie und auch der Manuellen Medizin bei Kindern ab. Bei den Physiotherapeuten gibt es innerhalb der Manuellen Therapie ebenfalls wieder verschiedene Behandlungskonzepte, die einen arbeiten nach dem DGMM-Konzept, andere nach einem mit den Namen der norwegischen Physiotherapeuten Freddy Kaltenborn und Olaf Evjenth verbundenen Programm und wieder andere nach dem bereits genannten Maitlandkonzept.

Die Manuelle Medizin umfasst somit Untersuchungs- und Behandlungskonzepte, die durchaus auch unter Verwendung anderer Untersuchungs- und Behandlungsmethoden Bewegungsstörungen und von ihnen ausgehende Schmerzreize und Muskelfunktionsstörungen durch manuelle Untersuchung erfassen und durch verschiedene von Hand auszuführende Techniken (siehe Kapitel 5) behandeln. Ebenso deckt sie den Bereich der sich sekundär durch Störung in anderen Organsystemen oder durch psychische Störungen am Bewegungssystem einstellenden Schmerzen, Verspannungen und Funktionsbeeinträchtigungen ab. Die viszeralen Mobilisationen befassen sich auch mit Störungen, die nur die inneren Organe betreffen.

Dabei wird die eigentliche manuelle Behandlung oft in ein größeres Behandlungskonzept einzubauen sein, das unter anderem auch Injektionen, Physiotherapie (Krankengymnastik), Trainingstherapie, Massage, Kälte- und Wärmeanwendungen und gegebenenfalls auch Psychotherapie – vor allem in Form einer Verhaltenstherapie - beinhaltet. Dieser Einbau in ein umfassendes Behandlungskonzept ist oft zur Vermeidung eines Wiederauftretens der Beschwerden (in der medizinischen Fachsprache Rezidiv genannt) erforderlich.

Zusammenfassend kann man also sagen, dass die Manuelle Medizin folgende wesentliche Fakten beinhaltet:

1. die Diagnosestellung einschließlich der Abgrenzung gegenüber anderen in Frage kommenden Diagnosen
2. die Indikation (Anzeige für eine manuelle Behandlung, was auch den Ausschluss von Gegenanzeigen beinhaltet)
3. die Durchführung der manuellen Therapie
4. den Einbau in ein Gesamtkonzept der Behandlung
5. die Überwachung und die Erfolgskontrolle eventuell an Physiotherapeuten delegierter manueller Behandlungen.

Die Schulen der Manuellen Medizin

Die einzelnen Schulen der Manuellen Medizin setzen durchaus verschiedene Schwerpunkte, wobei sich Anspruch und Wirklichkeit manchmal ein wenig unterscheiden.

Chiropraktoren

Die amerikanischen Chiropraktoren arbeiten hauptsächlich mit Manipulations- und Massagetechniken und gehen immer noch vom veralteten Subluxationsbegriff aus. Neben der Tatsache, dass es sich bei Chiropraktik um eine Laienbehandlung handelt, liegt auch darin der Grund, weshalb die Begriffe Chirotherapie und Chiropraktik getrennt werden. Bei der Chirotherapie handelt es sich um eine von Ärzten aufgrund einer von den Ärztekammern geregelten Weiterbildung erworbene Bereichsbezeichnung. Die Manuelle Medizin wird von diesen Ärzten im Rahmen eines therapeutischen Gesamtkonzeptes unter Berücksichtigung aller differentialdiagnostischen und differentialtherapeutischen Erwägungen eingesetzt. Bei der Chiropraktik handelt es sich um eine von Absolventen amerikanischer Chirotherapieschulen oder von Heilpraktikern mit einer chiropraktischen Zusatzausbildung ausgeübte Methode. Dabei ist aber zu bemerken, dass nicht alle chiropraktischen Techniken von den ärztlichen Weiterbildungsinstitutionen für Chirotherapie als risikolos eingestuft werden.

Maitlandtherapeuten

Die Maitlandtherapeuten hingegen arbeiten meist mit Mobilisationen, die aber von ihnen selbst auch als Manipulationen bezeichnet werden. Dabei ist festzuhalten, dass der Manipulationsbegriff der Maitlandtherapeuten und jener der Osteopathen nicht dem in den deutschsprachigen Ländern geläufigen Begriff entspricht (siehe Kapitel 3). Die Maitlandschüler sprechen auch nicht gern nur von »Maitlandtechniken«, sondern sie betonen ihr »Maitlandkonzept«, das besonders die Einstellung des Therapeuten zum Patienten und seinem Leiden zum Inhalt hat (und was damit etwas ist, das zur selbstverständlichen Grundlage jedes ärztlichen Handelns gehören sollte) und in wesentlichen Punkten der »Philosophie« der osteopathischen Lehre ähnelt. Dabei gehen die Maitlandtherapeuten zumindest im Bereich der Arm- und Beingelenke durchaus auch in den Schmerz hinein. Sie werden – wie übrigens die Therapeuten der anderen Richtungen auch – besonders darauf hingewiesen, dass sie ihre Behandlung dem jeweiligen Befund und den jeweiligen individuellen Verhältnissen anpassen müssen. Deshalb fordert Maitland von seinen Schülern ganz klar »Erfindungsgabe«, sie sollen also die Grundbehandlungstechniken entsprechend dem Befund variieren.

Atlastherapeuten

Die Atlastherapeuten haben ein System von Befunderhebung und Behandlung aufgebaut, das eine möglichst genaue Bestimmung der Stellung und Funktion des obersten Halswirbels ebenso beinhaltet wie die an den Querfortsätzen dieses obersten Halswirbels, des Atlas, ansetzende Behandlung. Der Begründer der Atlastherapie, der Franzose Arlen, hat auch eine spezielle Röntgendiagnostik entwickelt, die nicht nur die Stellung des Atlas, sondern auch die Bewegungsstörungen der Halswirbelsäule beispielsweise nach einem Schleudertrauma objektiv genau nachweisen sollte. Das hat aber einer fundierten Kritik, wie beispielsweise Untersuchungen der orthopädischen Universitätsklinik Heidelberg nachgewiesen haben, nicht standgehalten.

Der Atlas nimmt auch in anderen manualmedizinischen Schulen eine sehr wichtige Stellung ein. Das hängt mit der besonderen Funktion der Kopfgelenke für die Stellung und Haltung unseres Körpers sowie für den Spannungszustand der Muskeln zusammen. Man erhoffte sich zunächst sogar, mit der Atlastherapie schwere Krankheiten wie die multiple Sklerose und seitliche Wirbelsäulenverbiegungen (Skoliosen) nachhaltig günstig beeinflussen oder sogar heilen zu können. Das hat sich jedoch nicht bewahrheitet.

Bei der Atlastherapie wird mit einem sehr schnellen Impuls (nicht länger als 1/20 Sekunde) auf die Querfortsätze des Atlaswirbels gearbeitet, was nachweislich zur Herabsetzung einer vermehrten Muskelspannung führt. Das erleichtert naturgemäß eine geplante Manipulation oder eine Krankengymnastik, vor allem auch bei Patienten mit spastischen Bewegungsstörungen. Deshalb wird die Atlastechnik auch von Vertretern anderer manualmedizinischer Schulen gern zur Vorbereitung und Erleichterung einer gezielten Manipulation ebenso wie zur Vorbereitung einer krankengymnastischen Übungsbehandlung bei Kindern mit einer angeborenen oder erworbenen Spastik eingesetzt.

Die Atlastechniken können auch sehr gut in der manuellen Behandlung der Kopfgelenke bei Kindern eingesetzt werden. Bei einer nur einseitigen Anwendung mit Gegenhalt auf der anderen Seite erfolgt eine sehr weiche Einwirkung auf den Kopfgelenkbereich, die bei sachgerechter Anwendung auch bei kleinen Kindern unproblematisch ist.

Manualmedizinisch ausgebildete Ärzte

In der Ausbildung für die Erlangung der heute noch als »Chirotherapie« bezeichneten Bereichsbezeichnung sind eine Reihe von Weiterbildungsinstitutionen tätig. Die drei größten deutschen Ärzteseminare haben sich in der Deutschen Gesellschaft für Manuelle Medizin (DGMM) zusammengeschlossen. Bei den anderen Anbietern dieser Ausbildung handelt es sich im ärztlichen Bereich fast ausschließlich um Abspaltungen von diesen Seminaren, die wohl aus wirtschaftlichen Gründen erfolgt sind. Die DGMM hat klare Qualitätsrichtlinien für die Weiterbildung erarbeitet und führt auch einen fachlichen Austausch zwischen ihren Seminaren in der Form gemeinsamer Lehrerkurse durch. Sie bildet die Ärzte nicht nur bis zur Anerkennung der Bereichsbezeichnung aus, sondern bietet ihren Schülern zur Aktualisierung ihrer Kenntnisse auch ständig Fortbildungskurse an, die von den Ärztekammern auch im Rahmen der »zertifizierten Fortbildung« anerkannt werden. Nach der neuen Weiterbildungsordnung für Ärzte kann auch die Bereichsbezeichnung »Manuelle Medizin« gewählt werden, was der zeitlich und inhaltlich erweiterten Weiterbildung entspricht. Außerdem entspricht es auch besser dem Inhalt des Lehrstoffes, da ja nicht nur Behandlungs(Therapie)-, sondern auch Untersuchungstechniken (also Diagnostik) sowie der Einbau der Manuellen Medizin in ein umfassendes – nicht nur aus manualmedizinischen Techniken bestehendes – Untersuchungs- und Behandlungskonzept gelehrt werden.

Durch die Erweiterung des zeitlichen Rahmens werden auch die bisher bestehenden Unterschiede in der Weiterbildung der einzelnen Seminare verringert. Die bisherige Weiterbildung mit einem Kursumfang von 252 Stunden beziehungsweise 282 Stunden für Ärzte ohne orthopädische Ausbildung zwang die Seminare, sich auf das für sie Wesentliche zu konzentrieren. Durch die zeitliche Erweiterung können jetzt auch die Schwerpunkte der anderen Weiterbilder berücksichtigt werden. Die einzelnen Schulen oder Seminare der Deutschen Gesellschaft für Manuelle Medizin haben aber dennoch ihre besonderen Schwerpunkte behalten. Während das Ärzteseminar Berlin (ÄMM) die muskulären einschließlich der myofaszialen Techniken besonders betont, sind es beim Dr.-Karl-Sell-Ärzteseminar Isny-Neutrauchburg vor allem die Techniken einer sanften, gefahrlosen Manipulation in die schmerzfreie Richtung und beim Ärzteseminar Hamm-Boppard wiederum die Mobilisationstechniken. Dr. Sell lehrte bereits seit 1953 die Manipulation in die freie Richtung und veröffentlichte seine Theorie schon 1965. Darunter versteht man die Richtung, in der die als Schadensreaktion festzustellende Verspannung des Muskels und der Schmerz abnehmen. In den letzten Jahren schließen sich auch die anderen Seminare der DGMM dieser Meinung in zunehmendem Maße an. Bisher unterschied das Ärzteseminar Hamm-Boppard dabei zwischen akut aufgetretenen und schon länger bestehenden Blockierungen. Die akuten Blockierungen wurden nach der dortigen Lehre ebenfalls in die »freie Richtung« behandelt, bei den schon länger bestehenden wurde versucht, gleich in die gesperrte Richtung zu manipulieren. Auch bei den Osteopathen gibt es inzwischen Veröffentlichungen, welche die Manipulation in die freie Richtung empfehlen. Sie bezeichnen diese als »indirekte« Techniken.

Die genannten Unterschiede zeigen sich vor allem in der Wirbelsäulenbehandlung, während bei der Behandlung der Extremitätengelenke zwischen den Schulen der DGMM nur noch unwesentliche Unterschiede bestehen. Die drei Seminare der DGMM haben weitere Ausbildungsstätten in ganz Deutschland. Auch außerhalb der DGMM gibt es noch weitere Schulen für Manuelle Medizin in Deutschland, beispielsweise die Gesamtdeutsche Gesellschaft für Manuelle Medizin, die Deutsche Gesellschaft für Chirotherapie und die Gottfried-Gutmann-Akademie in Hamm. Die Akademie für Manuelle Medizin an der Universität Münster arbeitet mit dem Ärzteseminar Hamm-Boppard zusammen.

Für die osteopathischen Techniken gibt es ebenfalls eine große Anzahl von Ausbildungsstätten in Deutschland und Europa. Als Beispiele seien die Deutsch-Amerikanische Akademie für Osteopathie (DAAO) und die Deutsche Gesellschaft für osteopathische Medizin (DGOM) genannt, die beide eng mit der DGMM verknüpft sind.

Osteopathen

Gerade hinsichtlich der Osteopathie ist auch unter dem Einsatz massiver publizistischer Mittel ein regelrechter Fortbildungsmarkt entstanden, auf dem sich die unterschiedlichsten Anbieter tummeln. Ein Teil derselben vergibt einen Titel eines »diplomierten Osteopathen« oder eines »Diplom-Osteopathen« auch an Nichtärzte. Diese Bezeichnungen sind nicht geschützt. Vor allem diese Osteopathieschulen streben für Nichtärzte ein eigenes Berufsbild »Osteopath« in Deutschland an. Auch das hat wohl letztlich vor allem wirtschaftliche Gründe. Die »Diplom-Osteopathen« werden gern mit D.O. abgekürzt, sollten aber deshalb nicht mit einem »Doctor of osteopathy« verwechselt werden. Dieser kann nur an amerikanischen Colleges of Osteopathic Medicine erworben werden, deren Absolventen ein der ärztlichen Ausbildung verwandtes medizinisches Grundstudium absolviert haben.

Die Osteopathen trennen im Gegensatz zu den zentral- und südeuropäischen Schulen Manipulation und Mobilisation nicht. Sie bezeichnen alle manuellen Eingriffe als Manipulationen. Die Eingriffe, die dem deutschen Begriff der Manipulation entsprechen, werden von ihnen als »high velocity low amplitude«-Techniken bezeichnet. Das bedeutet, dass auch sie wie die klassischen Schulen der deutschen Manualmedizin mit hoher Geschwindigkeit bei möglichst kurzem Weg und mit möglichst geringer Kraft arbeiten.

Die osteopathische Lehre wird bei der Fortbildung in den großen deutschen Ärzteseminaren zu einem großen Teil noch von amerikanischen Lehrern gestaltet. Die Osteopathen sehen sich aber oft nicht als Bestandteil der Manuellen Medizin, sondern postulieren eine eigene »Osteopathische Medizin«. Dabei wird dann auch von einer »Philosophie der Osteopathie« gesprochen. Diese beinhaltet aber im Wesentlichen Dinge, die in der Medizin ohnehin selbstverständlich sind. Etwa, dass man die Einheit von Körper, Geist und Seele zu beachten habe und immer den ganzen Menschen behandeln müsse oder dass man mit einer guten Schmerztherapie und Wiederherstellung der freien Funktion und der Verbesserung der Durchblutung und des Lymphabflusses – damit letztlich aber auch einer Verbesserung der psychischen Situation – die körpereigene Abwehr stärken kann. Das ist etwas, was der »Schulmedizin« besonders in Laienmedien gern abgesprochen wird. Sogar einige Ärzte beten das nach, obwohl es an den Universitäten anders gelehrt wird. Deutlich ausgedrückt, handelt es sich bei diesen Behauptungen um ein vor allem von Vertretern von Außenseitermethoden gern gepflegtes Gerücht.

Während es sich bei den therapeutischen Griffen von Dr. Andrew Taylor Still und auch noch bis weit in das 20. Jahrhundert hinein bei den osteopathischen

Techniken um Behandlungen am Bewegungssystem handelte, wurden von den modernen Osteopathen die Begriffe deutlich erweitert und verändert. Noch bis in die 50er Jahre des 20. Jahrhunderts galt das Buch des englischen Osteopathen Alan Stoddard in Europa gewissermaßen als die Bibel der Osteopathie. Es war über Jahre hinweg auch das vom heutigen Ärzteseminar Hamm-Boppard benutzte manualmedizinische Lehrbuch. In ihm finden sich nur Techniken für die Behandlung der Bewegungsorgane.

Die moderne Osteopathie versteht dagegen unter Gelenken nicht nur die Verbindung zwischen Knochen, sondern die Verbindung zwischen allen aufeinander treffenden Strukturen. Damit sind dann sogar die Verbindungen zwischen benachbarten Organen wie etwa Magen und Leber gemeint. Man kann sicherlich sehr unterschiedlicher Meinung darüber sein, wie sinnvoll solche Neudefinitionen sind. Normalerweise spricht man in der Medizin von Grenzflächen zwischen benachbarten Organen; bei diesem allgemein gültigen Sprachgebrauch sollte es auch bleiben. Ein guter Manualmediziner hat es nicht nötig, sich auf solche Weise zu profilieren.

Kraniosakrale Techniken

Die so genannten kraniosakralen Techniken werden ausschließlich im Rahmen der Osteopathie gelehrt. Einige Osteopathen gehen sogar davon aus, dass man selbst beim erwachsenen Menschen die Schädelknochen noch gegeneinander bewegen könne. Das ist allerdings sehr umstritten. Es ist wohl vielmehr davon auszugehen, dass es sich dabei um Berührungsreize handelt, welche die Spannung der Muskeln und eventuell auch die Druckwellen der Zirkulation des als *Liquor cerebrospinalis* bezeichneten Nervenwassers beeinflussen können. Eine Einwirkung auf die Verzweigungen des Trigeminusnervs, der oft an der Schmerzentstehung im Kopfbereich beteiligt ist, wird ebenfalls diskutiert. Dieser Nerv spielt mit seinen drei Ästen vor allem bei Schmerzen im Gesichtsbereich eine Rolle. Deshalb ist eine taktile Einwirkung am oberen Ast, der dicht über dem Auge austritt, bei Schmerzen im Stirn-, Augen- und Nasenbereich gut denkbar. Gleiches gilt für den dicht unter dem Auge entspringenden mittleren Ast bei Schmerzen im Oberkiefer- und Schläfenbereich sowie für den oberhalb des Kinns entspringenden unteren Ast bei Schmerzen im Unterkieferbereich.

Die zweite Komponente der kraniosakralen Osteopathie beschäftigt sich mit der Verbindung zwischen Hinterhaupt und Kreuzbein über die Hüllen des Rückenmarksschlauches, besonders über den Teil der harten Hirnhaut (*Dura mater*), der vom Hinterhaupt bis hinunter zum Kreuzbein zieht. Hier gehen die Osteopathen davon aus, dass auch funktionelle Verbindungen zwischen diesen Strukturen bestehen.

Mobilisierende Techniken

Mobilisierende Techniken, die eine Dehnung des hinteren Anteiles der Rückenmarkshäute beinhalten, gab es in Europa auch schon, als die hier ansässigen Manualmediziner noch nicht mit der kraniosakralen Osteopathie bekannt gemacht wurden. Dazu zählen beispielsweise alle Techniken, die an der Halswirbelsäule einen Längszug bei gleichzeitiger Vorneigung beinhalten. Eine weitere neue Einführung der Osteopathen ist die lymphatische Osteopathie, die letztlich aber eine von manualmedizinisch tätigen Ärzten und Heilpraktikern ausgeführte Variante der aus der Massage bekannten manuellen Lymphdrainage ist.

Nichtärztliche Anbieter

Es gibt auch eine Reihe nichtärztlicher Anbieter, die neue manualmedizinische Lehrgebäude mit auch mehr oder weniger abenteuerlich anmutenden theoretischen Begründungen entwickelt haben. Diese behaupten alle, sanfter als andere zu arbeiten, was man sich aber bei den mitunter gelehrten Behandlungen, die über große Hebel arbeiten, schlecht vorstellen kann. Gerade von diesen Laienbehandlern wird den Ärzten immer wieder unterstellt, dass sie nur einen kleinen Ausschnitt betrachten und die »Ganzheitssicht« vernachlässigen.

Ein Manualmediziner, der bei seiner Behandlung nicht den ganzen Menschen beachtet und der nicht beispielsweise über die Wirkung der manuellen Behandlung auf die Blutgefäße weiß, ist im wahrsten Sine des Wortes ein »armer Tropf«. Deshalb mutet es ein wenig nach Marktschreierei an, wenn einzelne Richtungen der Manuellen Medizin diese Dinge möglichst ausschließlich für sich in Anspruch nehmen.

Unabhängig von dieser Tatsache muss man natürlich davon ausgehen, dass es wie in allen anderen Fachgebieten und in allen Richtungen der Manuellen Medizin nicht nur fachlich und vom Bewegungs- und Gewebegefühl her gute Untersucher und Therapeuten gibt. Deshalb könnte jede Richtung der Manuellen Medizin mit Fug und Recht auf solche nicht optimal tätigen Behandler aus den anderen Schulen zeigen. Sie weisen dann auch gern ohne stichhaltige Beweise für ihre Aussage auf sich selbst als die bessere Alternative hin. Das führt dann im Extremfall sogar zu der Behauptung, dass die bei besonders selbstbewusst auftretenden Anbietern erlernte Manipulation ohne jede Kraft nur aus der Körperspannung des Therapeuten ausgeführt wird. Allerdings ist es nicht möglich, die Körperspannung »ohne jede Kraft« aufzubauen. Eine Qualitätssicherung in allen Bereichen wäre ein echter Nutzen für alle betroffenen Patienten und für das Ansehen der Manuellen Medizin insgesamt.

Aus diesem Grunde unterstützen die Seminare der Deutschen Gesellschaft für Manuelle Medizin auch die Einführung der zertifizierten Fortbildung für Ärzte durch die Ärztekammern, da so die manualmedizinisch tätigen Ärzte angehalten sind, sich regelmäßig fortzubilden und ihre Kenntnisse im Bereich der Manuellen Medizin zu erweitern. Eine solche durch Körperschaften des öffentlichen Rechtes zertifizierte Fortbildung ist von Seiten der nichtärztlichen Behandler nicht bekannt.

Neue Behandlungsmöglichkeiten

Doch auch die Manuelle Medizin entwickelt sich ständig weiter. Behandlungstechniken werden zum Teil durch neue bessere ersetzt. Neue Behandlungsmöglichkeiten kommen hinzu, ebenso neue Erkenntnisse zur Wirkungsweise der Manuellen Medizin aus der Schmerzforschung und zu den funktionellen Zusammenhängen, die in die bereits bestehenden Lehrinhalte ebenso wie die Erfahrungen großer manualmedizinischer Zentren eingebaut werden. Adressen von Kliniken (ohne Anspruch auf Vollständigkeit), die diesen Bereich als Schwerpunkt pflegen, finden Sie im Anhang dieses Buches.

Reflextherapie

Der Schweizer Manualmediziner Hans Caviezel und der tschechische Manualmediziner Karel Lewit haben die Manuelle Medizin schon vor Jahrzehnten (in den 60er und 70er Jahren des 20. Jahrhunderts) als Reflextherapie bezeichnet. Sie haben also schon lange erkannt, dass es nicht nur um die Wiederherstellung der gestörten Bewegung geht, sondern dass die manualmedizinischen Maßnahmen wie auch die meisten physikalisch-therapeutischen Maßnahmen eine Reihe von reflektorischen Reaktionen auslösen.

Ein typischer Vertreter der Reflextherapie ist übrigens die in der Schmerzbehandlung häufig mit großem Erfolg angewandte Akupunktur. Es ist schon lange bekannt, dass jeder zunächst nur an einer Stelle wirkende Schmerzreiz eine reflektorische Antwort auslöst, die sich danach richtet, in welches oder in welche Rückenmarkssegmente er mit seiner Meldung Eingang findet. Es kommt durch den

Schmerz im betroffenen Muskel zum Hartspann, welcher den später erklärten Irritationspunkt bildet. Dazu findet sich eine besonders schmerzempfindliche Zone an der Körperoberfläche, die vor allem bei Verschiebung zwischen Haut und Unterhautgewebe als Schmerz bei Scherbewegungen bemerkbar wird, und es kommt zu einer Bewegungseinschränkung im betroffenen Wirbelsäulensegment, die wir als Blockierung bezeichnen. Außerdem kommt es zu einer Gefäßverengung und gegebenenfalls zu funktionellen Organbeschwerden, die als Dyskinesien bezeichnet werden. Die Patienten klagen dann häufig über krampfhafte Beschwerden wie Bauchkrämpfe oder über Beschwerden, die im Brustkorbbereich an einen Herzinfarkt denken lassen.

Das ist von großer Bedeutung, um den Einsatz der manuellen Behandlungsmaßnahmen zu verstehen. Während einerseits also ein Schmerzreiz eine durchaus breite reflektorische Antwort auslöst, wirken die Reflextherapien als Konkurrenz um den Eintritt in die entsprechenden Zonen im Rückenmark. Sie besetzen gewissermaßen die Eingangspforte und versperren den Weg für den Schmerzreiz. Diese für die Schmerztherapie insgesamt wichtige Vorstellung wird deshalb in der Medizin »Gate-control-Theorie« genannt. Durch die Anwendung dieser Maßnahmen kommt es nicht nur zur Entspannung der an einer Blockierung primär oder sekundär beteiligten Muskulatur, sondern beispielsweise auch zu einer Gefäßerweiterung durch Entspannung der Gefäßmuskulatur im Kopfbereich (bei einer Behandlung im Bereich der Kopfgelenke oder der oberen und mittleren Halswirbelsäule), in den Armen (bei einer Behandlung an der unteren Halswirbelsäule und der oberen Brustwirbelsäule), in den Beinen (bei einer Behandlung an der Lendenwirbelsäule und den Kreuzdarmbeingelenken) im Bereich der Brustorgane (bei einer Behandlung an der mittleren Brustwirbelsäule) und an den Bauchorganen (bei einer Behandlung im Bereich der unteren Brust- oder der oberen Lendenwirbelsäule) und so weiter. Das wird zum Beispiel bei der Behandlung von Kopfschmerzen, die häufig mit einem Spasmus (Verkrampfung) der Blutgefäße im Kopf einhergehen, ausgenutzt.

Ein Kopfschmerz, den sich die Betreffenden selbst zuziehen und der auf bestimmte Behandlungstechniken im Kopfgelenkbereich besonders gut anspricht, ist der Kopfschmerz nach übermäßigem Alkoholgenuss. Die duchblutungsfördernde Wirkung der Behandlung zeigt sich außerdem durch ein Wärmegefühl sowie eine tatsächlich messbare Erwärmung in Arm oder Bein.

Im Rahmen der Schmerztherapie geht man davon aus, dass die manualtherapeutischen Maßnahmen die schmerzhemmenden Bezirke im Rückenmark anregen und auch die Bildung von körpereigenen Schmerzhemmstoffen (Endorphine) anregen. Dadurch wird eine Weiterleitung der Schmerzreize zum Gehirn gebremst oder verhütet und damit der gefürchteten Chronifizierung und Entstehung einer eigenen »Schmerzkrankheit« Einhalt geboten.

Dass die Manuelle Medizin auch die Zusammenhänge zwischen inneren Organerkrankungen und dem Bewegungssystem berücksichtigt, wird in den späteren Kapiteln noch ausführlich dargelegt. Schon in den 50er Jahren des 20. Jahrhunderts wiesen der Internist Kurt G. Gutzeit und der Chirurg Werner Zuckschwerdt darauf hin. Der Internist Werner Kunert veröffentlichte 1975 ein Buch unter dem Titel »Wirbelsäule und innere Medizin«, in dem er diese Zusammenhänge explizit darstellte.

Zusammenfassend zu diesem Kapitel ist festzustellen:

Die Manuelle Medizin befasst sich mit der Erkennung und Behandlung reversibler (also nicht endgültiger) Funktionsstörungen
- an den Bewegungsorganen,
- am Schädel und
- den bindegewebigen Strukturen.

Sie nutzt dabei reflektorische Reaktionen aus und beeinflusst
- die Durchblutung,
- den Abfluss der Lymphe und
- die nervale Steuerung.

Sie hat immer den ganzen Menschen im Blick.

Zur Manuellen Medizin gehören (in alphabetischer Reihenfolge):
- Atlastherapie
- Chiropraktik
- Chirotherapie
- Maitlandbehandlung
- Manuelle Kinderbehandlung
- Manuelle Therapie
- Osteopathie

Kapitel 3:

Die Grundlagen der Manuellen Medizin

Um das Besondere der manualmedizinischen Untersuchung und Behandlung verständlich zu machen, ist es notwendig, vorab einige Grundlagen zu erläutern. Das gilt sowohl für die anatomischen Grundlagen als auch die dabei zu berücksichtigenden nervlichen Vorgänge. Zunächst möchte ich jedoch einige anatomische Vorbemerkungen machen:

Die Wirbelsäule

Das Organ, mit dem sich die Manuelle Medizin an erster Stelle befasst, ist die Wirbelsäule. Bei ihr handelt es sich um eine gegliederte Kette, die im Normalfall aus 7 Halswirbeln, 12 Brustwirbeln, 5 Lendenwirbeln sowie dem Kreuz- und dem Steißbein besteht. Die Wirbel sind, je nachdem, in welchem Abschnitt sie liegen, auf den ersten Blick verschieden geformt. Bis auf die obersten beiden Halswirbel, die zusammen mit dem Hinterhauptsbein die Kopfgelenke bilden, haben sie jedoch einen gemeinsamen Grundaufbau. Sie bestehen erstens aus dem Wirbelkörper, der die Tragefunktion wahrnimmt. Daran schließt sich nach hinten der Wirbelbogen an, der das Rückenmark in einer Schutzfunktion umhüllt. Nach hinten geht von den Wirbelbögen bis auf den obersten Halswirbel, den Atlas – der keinen hat –, der Dornfortsatz ab. An diesem setzen nicht nur Muskeln, sondern auch ein Teil der Bänder an, welche die Wirbelsäule stabilisieren. Nach seitlich hinten folgen die Gelenkfortsätze. Diese sind in etwa so breit wie der Wirbel selbst und haben an ihrer oberen und an ihrer unteren Begrenzung je eine Gelenkfläche, die mit der unteren Gelenkfläche des oberen und der oberen Gelenkfläche des unteren Partnerwirbels jeweils ein Gelenk bildet, das eigentliche Wirbelgelenk. Damit hat jeder Wirbel ein Gelenkpaar zum oberen und ein Gelenkpaar zum unteren Nachbarwirbel hin. Seitlich gehen die Querfortsätze ab, die im Halswirbelsäulenbereich zusammen mit den Gelenkfortsätzen einen schützenden Kanal für die Halswirbelsäulenarterie bilden und im Brustkorbbereich eine gelenkige Verbindung zu den Rippen. In allen Abschnitten sind sie ebenso wie die Dornfortsätze Ansatz- und Ursprungspunkte für Muskeln und Bänder. Seitlich hinter den Wirbelkörpern befinden sich die Zwischenwirbellöcher. Durch sie verlassen die aus dem Rückenmark kommenden Nervenwurzeln die Wirbelsäule. Das ist auch die Engstelle, in der die Nervenwurzel durch Bandscheibenvorfälle oder Knochenwülste bei Wirbelgelenksarthrose besonders gefährdet ist. Darüber hinaus hat die Wirbelsäule einen sichernden Bandapparat und eine Muskulatur, die zum einen Teil ganze Abschnitte der Wirbelsäule, zum anderen Teil aber nur einzelne Segmente derselben bewegt.

Auch der sichernde Bandapparat besteht aus Bändern, die an der Vorder- und an der Hinterseite der Wirbelkörper große Strecken überbrücken, sowie kurzen Bändern, die nur ein Segment überbrücken (beispielsweise zwischen den Querfortsätzen und zwischen den Dornfortsätzen).

Die Funktionen der Wirbelsäule

Die Wirbelsäule hat im Wesentlichen drei Funktionen, eine Stützfunktion und eine Bewegungsfunktion für den Rumpf sowie eine Schutzfunktion für einen wichtigen Teil unseres Nervensystems, das Rückenmark. Diesen Funktionen hat sich die Wirbelsäule im Laufe unserer Entwicklung sowohl hinsichtlich ihrer Gesamtform als auch hinsichtlich der Form und Stärke ihrer einzelnen Wirbel angepasst. Bei seitlicher Betrachtung sieht man, dass die Halswirbelsäule eine Hohlkrümmung nach vorn (Lordose), die Brustwirbelsäule eine nach hinten gerichtete Krümmung (Kyphose) und die Lendenwirbelsäule wieder eine Hohlkrümmung nach vorn (Lordose) aufweist (siehe Abbildung 1). Durch diese Form kann die Wirbelsäule Einwirkungen in ihrer Längsrichtung gut auffangen und kompensieren.

Die Abschnitte der Wirbelsäule

Die einzelnen Wirbelsäulenabschnitte haben sich in der Form und Bewegungsebene ihrer Wirbelgelenke der jeweiligen Bewegungsfunktion angepasst. Die einzelnen Abschnitte sind jedoch nicht gleich beweglich. Gerade die Übergänge von einem beweglicheren zu einem starreren Wirbelsäulenteil sind von funktionellen Störungen besonders oft betroffen. Daher schenkt der Manualmediziner den Übergängen vom Kopf zur Halswirbelsäule (Kopfgelenkbereich), von der Hals- zur Brustwirbelsäule, von der Brust- zur Lendenwirbelsäule und dem von der Lendenwirbelsäule zum Kreuzbein besondere Beachtung. Weitere solche »Wetterecken« der Wirbelsäule (siehe Abbildung 1) sind die (in Bauchlage) höchste Stelle der Brustwirbelsäule und die Kreuz-Darmbein-Gelenke. Direkt unter dem Hinterhaupt liegen die Kopfgelenke, die in Form und Funktion deutlich von den anderen Segmenten der Wirbelsäule abweichen. Die oberen Kopfgelenke liegen zwischen dem Hinterhauptsbein und dem ersten Halswirbel, dem Atlas. In ihnen findet die eigentliche Nickbewegung des Kopfes statt. Diese ist nur bis zu einem Winkel von ca. 15 Grad ohne Beteiligung der restlichen Halswirbelsäule möglich. Die unteren Kopfgelenke liegen zwischen dem Atlas und dem als Axis (Dreher) bezeichneten zweiten Halswirbel. In ihnen beginnt jede Drehung des Kopfes. Bis zu einem Winkel von ca. 20 Grad findet die Kopfdrehung zunächst nur in diesem

Gelenk statt. In den Kapseln und Bändern der Kopfgelenke sowie in den kurzen Muskeln unter dem Hinterhaupt befinden sich besonders viele Sensoren, die auf Änderungen von Lage und Spannung reagieren und durch ihre Weitermeldung entsprechende Reaktionen des gesamten Bewegungssystems veranlassen.

Die Halswirbelsäule

Die Halswirbelsäule als der beweglichste und auch statisch empfindlichste Teil unserer Wirbelsäule hat eine Neigung in den Gelenkflächen von 45 Grad nach hinten-unten. Das ermöglicht die größte Dreh- und Neigungsfähigkeit aller Wirbelsäulenabschnitte, was wir für unsere Bewegung im Raum und zur Orientierung in unserer Umgebung benötigen. Für seine Behandlungen muss der Manualmediziner diese Gelenkebene natürlich berücksichtigen. Sonst bestünde die Gefahr, die Gelenke zwischen den einzelnen Wirbeln zu beschädigen. An der Halswirbelsäule muss besonders noch der Umstand beachtet werden, dass eine unser Gehirn mit Blut versorgende Ader, die Halswirbelsäulenarterie, in einem Knochenkanal an der Vorderseite der Halswirbelsäule verläuft und bei unsachgemäßer Behandlung ebenfalls geschädigt werden könnte. Weiterhin besteht zusätzlich direkt unter dem Hinterhaupt die Gefahr, dass diese am Durchtritt durch eine feste Bindegewebsschicht bei unsachgemäßer Behandlung geschädigt wird. Dies ist also ein weiterer Grund, sich nur von wirklich gut ausgebildeten Therapeuten behandeln zu lassen.

Wie später genauer dargestellt, entbehren aber andererseits gewisse sensationell aufgemachte – dafür weniger seriöse – Berichte über die Gefahren sachgerecht angewendeter manualmedizinischer Behandlungen für das menschliche Gehirn einer wissenschaftlichen Grundlage.

Die Brustwirbelsäule

Die Brustwirbelsäule mit ihren um 60 Grad geneigten Gelenken wird in ihrer Beweglichkeit durch den Einbau in den knöchernen Brustkorb stark eingeschränkt. Aber auch diese Gelenkebene muss bei der Behandlung genau beachtet werden; deshalb wird bei der Behandlung in Bauchlage die Gefahr durch eine direkt nach vorn gerichtete Kraft durch eine schützende Lagerung vermieden. Da das zu tragende Gewicht naturgemäß von oben nach unten zunimmt, nehmen die 12 Brustwirbel in Umfang und Tragfähigkeit von oben nach unten zu. Im Bereich des knöchernen Brustkorbes sind noch die Gelenke zwischen der Wirbelsäule und den Rippen zu beachten, die für den Manualmediziner nicht nur wegen ihrer funktionellen Verbindung zur Brustwirbelsäule, sondern auch wegen ihres Störungspotenzials von Bedeutung sind. Das reflektorische Störungspotenzial eines Rippenwirbelgelenkes entspricht dem einer Brustwirbelblockierung. Jede Rippe hat zwei gelenkige Verbindungen zur Wirbelsäule. Einmal ein Gelenk zwischen Wirbelkörper und Rippe und dazu ein Gelenk zwischen Rippe und Querfortsatz. Wenn eine Rippe behandelt wird, geht die dabei angewendete Bewegung immer in beide Gelenke.

Störungen an der oberen Brustwirbelsäule finden wir vor allem im Zusammenhang mit Kopfschmerzen, Schmerzen in der Halswirbelsäule und im Schulterbereich, aber auch mit Herzrhythmusstörungen.

Die Lendenwirbelsäule

Die Lendenwirbelsäule mit ihren normalerweise 5 Wirbelkörpern ist der kräftigste Teil unserer Wirbelsäule. Vor allem die unteren Lendenwirbel tragen das Gewicht des Rumpfes. Die wichtigsten Bewegungen der Lendenwirbelsäule sind die Vor- und Rückneigung. Dem ist auch die Form der Gelenke angepasst, die fast senkrecht verlaufen. Aber auch die Fähigkeit zur Drehung und Seitenneigung – zweier bei Alltagsbewegungen miteinander gekoppelter Bewegungen – trägt entscheidend zur gesamten Rumpfbewegung bei. Aufgrund der großen statischen Belastung finden sich in der Lendenwirbelsäule auch die meisten Bandscheibenvorfälle, die aber nicht immer die Ursache für Beschwerden sind. Besonders betroffen davon sind die zwei untersten Lendenbandscheiben. Viele Bandscheibenvorfälle werden nur zufällig entdeckt. Bei über 50 Prozent der über 50-Jährigen finden sich im Bereich der unteren Lendenwirbelsäule zumindest Bandscheibenvorwölbungen. An der Lendenwirbelsäule sind es bei Patienten mit Neigung zum Hohlkreuz meist Störungen in der unteren Lendenwirbelsäule und bei Patienten mit einem Flachrücken meist Störungen im Bereich der oberen Lendenwirbelsäule, die sie zum Manualmediziner führen.

Das Bewegungssegment der Wirbelsäule

Die Struktureinheit der Wirbelsäule, mit der sich der Manualmediziner besonders befasst, ist das Bewegungssegment der Wirbelsäule. Der Begriff des Bewegungssegments wurde 1954 von dem international anerkannten Wirbelsäulenforscher Herbert Junghanns in den Sprachschatz der Mediziner eingeführt. Zum Bewegungssegment (siehe Abbildung 2) gehören die zueinander gewandten Flächen zweier benachbarter Wirbel, also die untere Fläche (Grundplatte) des oberen und die obere Fläche (Deckplatte) des unteren Wirbelkörpers. Außerdem gehören dazu die Zwischenwirbellöcher, durch welche die Nervenwurzeln austreten, sowie die Wirbelgelenke. Diese liegen zu beiden Seiten der Wirbelsäule und ermöglichen zusammen mit den Bandscheiben, den Bändern und den zugehörigen Muskeln eine kontrollierte Bewegung der Wirbel gegeneinander. Das bedeutet, dass die Bandscheiben und die Bänder der Wirbelsäule ebenfalls wesentliche Elemente des Bewegungssegments sind. Eine Bandscheibe besteht aus einem Faserknorpelring, der einen Gallertkern umschließt. Dieser Gallertkern kann aufgrund seiner biochemischen Zusammensetzung relativ viel Wasser aufnehmen und auch wieder abgeben. Die Wasseraufnahme des Gallertkerns erfolgt während der Nacht in der Entlastungsphase. Unter der Belastung am Tage gibt er wieder Wasser ab und wird dadurch etwas niedriger. Daraus ergibt sich die Tatsache, dass wir abends etwas kleiner sind als am Morgen. Gerade durch seine »Wasserkissenfunktion« übernimmt der Gallertkern auch wichtige Dämpfungsaufgaben. Damit sorgt er für einen Spannungsausgleich im Bewegungssegment. Der Spannungsausgleich ist gestört, wenn durch Abnutzung die Bandscheibe austrocknet und sich verschmälert. Durch das Zusammenspiel von Bandscheibe, Bändern und der kurzen Wirbelsäulenmuskulatur wird ein Gleichgewicht erhalten, das wir als »segmentales Spannungsgleichgewicht« bezeichnen (siehe Abbildung 3).

Die Bandscheibe

Die Bandscheibe wirkt nicht nur wie ein Puffer zwischen den einzelnen Wirbeln, sondern ist gewissermaßen als drittes Wirbelgelenk an der segmentalen Bewegung beteiligt. Wenn sie austrocknet und schmaler wird, hat das nicht immer eine Minderung der normalen Beweglichkeit zur Folge. Wenn die Bandscheibe im Laufe von Abnutzungserscheinungen schmaler wird, verlieren die Bänder und die kurzen Muskeln, die das Segment führen, ihre normale Spannung. Dadurch kann das Segment überbeweglich werden. Die Medizin spricht dann von einer »degenerativen (durch Abnutzungsvorgänge hervorgerufenen) Instabilität«. Außerdem rutschen bei einer Verschmälerung der Bandscheibe die Gelenkflächen der Wirbelgelenke ineinander, was wiederum die Entstehung einer Arthrose fördert. Um dies jedoch zu verhindern, bildet unser Körper gewissermaßen in einer Art »Selbstheilungsvorgang« abstützende Randwülste. Diese verringern zwar die Beweglichkeit ein wenig, aber sie tun nicht weh. Eine Arthrose der Wirbelgelenke dagegen führt zu Schmerzen. In diesem Zusammenhang zeigt sich, dass man die einzelnen Anteile des Wirbelsäulensegmentes nicht isoliert betrachten kann, sondern dass eine Veränderung in einem Anteil automatisch in die anderen hineinwirkt.

Die übrigen Einheiten des Bewegungssegments

Ein Faktor, den Prof. Dr. Herbert Junghanns bei seiner Definition des Bewegungssegmentes trotz seiner Bedeutung nicht berücksichtigt hat, ist die kurze Rückenmuskulatur, die nur ein oder zwei Bewegungssegmente überbrückt. Deren Bedeutung für die stabile Führung der einzelnen Segmente wurde lange Zeit unterschätzt. Noch in den 80er Jahren des 20. Jahrhunderts zweifelten viele Orthopäden an der Möglichkeit, durch gezielte Arbeit diese kurzen Muskeln trainieren und damit einen wesentlichen Beitrag zur Stabilität leisten zu können.

Gerade dazu hat die Manuelle Medizin wesentliche Beiträge geleistet. Der Begriff des Bewegungssegmentes ist aber gerade vielen Manualmedizinern noch zu eng. Besonders der Österreicher Hans Tilscher, der Deutsche Hanns-Dieter Wolff und der Schweizer Martin Sutter haben deshalb den Begriff des »Vertebron« (*vertebra* = Wirbel) geprägt. Dieser umfasst außer Knochen, Bändern, Bandscheibe und Muskeln noch die Gefäßversorgung und die Nervenstrukturen, die zu einem Segment gehören. Die Ansätze der Bänder an den einzelnen Wirbeln, die Kapseln der Wirbelgelenke und die Ansätze und Ursprünge der kurzen Wirbelsäulenmuskeln, die nur ein oder zwei Segmente überbrücken, haben aber nicht nur statische und Bewegungsfunktionen. Sie sind allesamt besonders dicht mit Spannungs-, Stellungs- und Schmerzrezeptoren besetzt. Damit besitzen sie außer den genannten Funktionen die Aufgaben von Kontroll- und Warnstellen. Sie kontrollieren und warnen aber nicht nur, sondern reagieren über das Rückenmarkssegment reflektorisch auf Stellungs- und Belastungsänderungen, um schädliche Einflüsse möglichst früh zu neutralisieren.

Das kann aber dazu führen, dass die Rückenmuskeln in einen Dauerspannungszustand geraten, dadurch einen anhaltenden vermehrten Pressdruck auf die Flächen der Wirbelgelenke ausüben und so eine myogene (muskelspannungsbedingte) Blockierung hervorrufen.

Die aus dem einzelnen Wirbelsäulensegment austretende Nervenwurzel hat ein ganz charakteristisches Leistungsspektrum. Ihre sensiblen Fasern vermitteln uns Berührungs-, Schmerz- und Wärmeempfindungen aus einem bestimmten Hautbezirk und ihre motorischen Fasern befähigen die von ihnen versorgte Muskulatur zu ihrer Leistung. Die Kenntnis dieses Störungsmusters ist für den Manualmediziner von elementarer Bedeutung, um Gegenanzeigen auszuschließen.

Als Beispiel für ein solches Nervenwurzelreizsyndrom sei ein durch einen Bandscheibenvorfall der letzten Lendenbandscheibe hervorgerufenes Beschwerdebild kurz beschrieben:
Es besteht eine Taubheit an der Außenseite des Fußes der betroffenen Seite, weiterhin ist die Fähigkeit, auf der Fußspitze zu gehen oder zu stehen, eingeschränkt. Der vom Arzt an der Achillessehne geprüfte Reflex ist gegenüber der anderen Seite abgeschwächt oder gar nicht auslösbar. Außerdem treten Schmerzen, die bis in die Fußaußenseite ziehen, auf, wenn das Bein bis zu einem Winkel von 30 Grad angehoben wird. Hierzu muss man wissen, dass zu einem voll ausgeprägten Wurzelreizsyndrom Störungen der drei Komponenten Gefühl, Kraft und Beweglichkeit gehören. Es kann aber durchaus auch vorkommen, dass nur ein Teil der Nervenwurzel betroffen ist, dass also entweder nur Störungen der Gefühlsempfindung oder Störungen der Muskelkraft vorliegen.

Das Kreuzdarmbeingelenk

Ein sonst wenig beachtetes Gelenk – das Kreuzdarmbeingelenk – mit nur sehr geringer Beweglichkeit, ist die Ursache für viele Störungen und Beschwerden. Blockierungen im Kreuz-Darmbeingelenk verursachen nicht nur tief sitzende Rückenschmerzen mit Schmerzausstrahlungen bis in das Gesäß und die Beine, sondern sind auch häufig die Ursache für die im Folgenden erklärten Verkettungssyndrome und für das Wiederauftreten von Blockierungen in anderen Abschnitten der Wirbelsäule nach zunächst erfolgreicher Behandlung. Der näher an der Körpermitte liegende Partner dieses Gelenkes ist das Kreuzbein, das ursprünglich aus fünf Einzelwirbeln besteht, die sich schon in frühem Alter (um das 10. Lebensjahr) zu einem einzigen Knochen vereinigen. Von diesen fünf Kreuzbeinwirbeln bilden die obersten drei die innere Gelenkfläche. Der andere Gelenkpartner ist das Darmbein. Damit stellt dieses Gelenk die Verbindung zwischen Wirbelsäule und dem knöchernen Becken dar. Es ist ein Gelenk, das von sehr starken Bändern geführt wird, welche nur eine sehr geringe Beweglichkeit zulassen. Erst durch diese straffe Bandführung und durch die sich im Laufe unserer Entwicklungsgeschichte veränderte Form der Gelenkkörper wird unsere aufrechte Körperhaltung möglich. Bei jedem Schritt erfolgt in diesen zu beiden Seiten des Kreuzbeins gelegenen Gelenken eine sehr kleine Nickbewegung von etwa drei Grad. Trotz dieser nur sehr kleinen Bewegungen kommt es gerade in diesen Gelenken häufig zu Störungen, die auch hartnäckige Schmerzen verursachen und die ganze gegliederte Kette Wirbelsäule nachteilig beeinflussen können. Diese Störungen betreffen fast ausschließlich den oberen Gelenkpol, also die Höhe des ersten Kreuzbeinwirbels. Am unteren Gelenkpol ist die Bewegung ohnehin noch deutlich geringer als am oberen. Fast immer zeigt sich dabei, dass die (sehr geringe) Verschiebung des Kreuzbeins nach vorn und nach unten zu einer Verstärkung der Beschwerden führt. Das trifft besonders auf Menschen mit einem Hohlkreuz oder mit einer Arthrose der Hüftgelenke zu. Auch beim Sport beobachtet man das Auftreten von Blockierungen in diesen Gelenken häufiger als gemeinhin angenommen; z. B. gerade bei jungen und ehrgeizigen Golfspielern.

Besonders zu beachten sind die Verbindungen der Kreuzdarmbeingelenke zu den Hüftgelenken. Störungen der Kreuzdarmbeingelenke führen zu einer Spannungserhöhung in der Hüftanspreizmuskulatur (den Adduktoren), welche den Druck auf den Gelenkknorpel verstärken und damit die Entstehung einer Arthrose fördern. Ein weiterer Muskel, der diese Verbindung herstellt, ist der birnenförmige Muskel (*Piriformis*), der an der Hüfte eine Außendrehung und Abspreizung bewirkt.

Blockierungen

Es stellt sich nun für den Leser die Frage, was die Manuelle Medizin unter einer Blockierung versteht. Es gibt viele Ursachen für eine verminderte Beweglichkeit eines Wirbelsäulensegmentes oder eines Wirbelsäulenabschnittes. So führen auch ganz banale Abnutzungsveränderungen (Bandscheibenverschleiß und Wirbelgelenksarthrose) zu einer Bewegungsminderung. Doch eine verringerte Beweglichkeit, die durch eine starke Randwulstbildung an den einzelnen Wirbeln hervorgerufen wird, kann man auch durch eine manuelle Behandlung nicht bessern. Allerdings treten auch in der verbliebenen Wegstrecke häufig Blockierungen auf, die gelöst werden sollen, da sie die Schmerzen und die Funktionseinschränkung verstärken. Bei einer Blockierung handelt es sich um eine Bewegungsstörung im Sinne einer Minderbeweglichkeit, die nicht durch Veränderungen in der anatomischen Struktur unveränderlich geworden ist. Sie ist eine Störung der Funktion und keine Veränderung der Struktur. Eine Blockierung ist also eine durch funktionelle Maßnahmen, insbesondere durch Mobilisationen und Manipulationen wieder zu reparierende Funktionsstörung. Solche Blockierungen können aus sehr einfachen und einleuchtenden Ursachen direkt am Wirbelgelenk entstehen. Als Beispiele dafür seien das Anheben einer Last aus dem Kreuz bei gleichzeitiger Körperdrehung, das Verfehlen einer Treppenstufe oder ein schnelles Umdrehen beim Rückwärtsfahren im Auto genannt. Zum anderen können sie auch als Folge einer Fehlbelastung bei statischen oder degenerativen Veränderungen (Veränderungen durch Abnutzung) wie ungleich lange Beine, Abnutzung von Bandscheiben oder Fehlformen der Füße wie beispielsweise ausgeprägte Plattspreizfüße entstehen. Die Blockierungsmöglichkeiten in einem Bewegungssegment der Wirbelsäule erklären sich durch dessen anatomische Besonderheiten. Bei den Gelenken zwischen den Wirbeln handelt es sich um kleine Gelenke in engen Kapseln, deren Gelenkflächen besonders gut aneinander angepasst sind. Ihre Gelenkflächen verlaufen fast parallel. Deshalb kann es beispielsweise durch starken Muskeldruck (bei großer oder falscher Belastung) oder Bewegung in die Endgrade dazu kommen, dass die Gelenkflächen so fest aufeinander gepresst werden, dass die Gelenkflüssigkeit dazwischen aus dem Gelenkspalt herausgedrückt wird. Der starke Muskeldruck kann auch über Störungen an inneren Organen oder durch psychischen Stress entstehen. Dann können sie sich ohne Hilfe nicht mehr voneinander lösen. Das wiederum löst einen Reiz auf feine Nervenendigungen in den Kapseln, im Bandapparat und in den Ansatzstellen der kurzen Rückenmuskeln aus. Diese als Nozizeptoren (Schadensmelder) bezeichneten Nervenendigungen lösen ihrerseits dann durch die Weiterleitung an das Zentralnervensystem den typischen an der Stelle der Blockierung empfundenen oder ausstrahlenden Schmerz aus, der den Patienten schließlich zum Manualmediziner führt. Die Antwort auf diesen Reiz ist aber nicht nur von der Intensität desselben abhängig, sondern auch von der individuellen Reaktionslage des Einzelnen, welche außerdem durch seine aktuelle psychische Situation beträchtlich beeinflusst wird. Dem Schmerz, der durch die Reizung der Nozizeptoren entsteht, geht aber die muskuläre Antwort in Form einer vermehrten Spannung der kurzen Wirbelsäulenmuskeln voraus. Deshalb stellt der Manualmediziner mit seiner Untersuchung schon Blockierungen fest, die sich dem Patienten noch gar nicht durch Schmerzen bemerkbar machen, ihrerseits aber schon weitere Störungen verursachen können. Für die Schmerzentstehung bedarf es eines länger bestehenden oder stärkeren Reizes.

Solche Störungen können aber nicht nur im Wirbelgelenk, sondern auch in der Bandscheibe ihren Ursprung haben. Eine durch Abnutzungserscheinungen veränderte Bandscheibe entspricht in keiner Weise mehr den in vielen Laienbüchern gezeigten Darstellungen. Sie ist nicht nur ausgetrocknet, sondern auch von Rissen durchzogen, in denen sich bei plötzlichen und auch bei nicht koordinierten Alltagsbewegungen Reste des Gallertkerns der Bandscheibe einklemmen können. Dann kommt es zum Bild des »Hexenschusses«. Die Betroffenen können sich plötzlich nicht mehr bewegen. Es ist praktisch eine Verformungssperre im Wirbelsäulensegment eingetreten.

Die Behandlung von Blockierungen

Blockierungen werden mit vorsichtigen Zügen in eine Richtung, die sowohl die Wirbelgelenke als auch die Bandscheibe entlastet, muskelentspannenden Maßnahmen und mobilisierenden oder manipulativen Eingriffen behandelt. Hier wird deutlich, dass es sich bei den manuellen Eingriffen um eine funktionelle Therapie handelt. Der Manualmediziner hat das Ziel, eingeschränkte Funktionsrichtungen wieder zu normalisieren. Er setzt bei seinen Grifftechniken Mobilisationen ein, mit denen er die festgestellte Barriere langsam schmerzfrei bis zur Erreichung der Normalfunktion vor sich herzuschieben versucht, oder er beseitigt die Barriere durch eine Manipulation in die schmerzfreie Richtung. Bei den Manipulationen und mitunter auch bei den Mobilisationen kommt es meist zu einem charakteristischen Knackgeräusch. Beide Einwirkungen unterscheiden sich in ihrer Anwendung deutlich voneinander. Während die Mobilisationen langsam an die Barriere herangehen und immer wiederholt angewendet werden, handelt es sich bei den Manipulationen um einmalige sehr schnelle Einwirkungen. Deshalb gilt für die Mobilisation der Grundsatz »weich (an das Hindernis herangehen), federnd, rhythmisch (in gleichem Rhythmus arbeitend), repetitiv (wiederholend)«. Für die Manipulation heißt es, sehr schnell, aber mit möglichst kurzem Weg und möglichst kleiner Kraft zu arbeiten.

Das Knackgeräusch als Folge dieser Behandlungen tritt aber auch bei erfolgreicher Behandlung nicht immer auf. Wenn sich die Gelenkflächen gleitend lösen, bleibt es in der Regel aus. Wenn sich die Gelenkflächen durch das schnelle Auseinanderziehen während des manipulativen Impulses blitzartig voneinander lösen, entsteht zunächst ein Unterdruck im Wirbelgelenk. Wenn die dabei entstehende Unterdruckblase durch weiteres Auseinanderziehen zusammenbricht (gewissermaßen implodiert), entsteht das für eine solche Deblockierung typische Geräusch.

Die bereits im vorangegangenen Kapitel beschriebenen reflektorischen Einwirkungen einer Blockierung bleiben nur bei akuten und nicht sehr stark ausgeprägten Blockierungen oft auf das einzelne Segment beschränkt. Sonst greifen diese reflektorischen Einwirkungen auch auf die nähere oder entferntere Nachbarschaft über. Es wird damit gleichsam eine Kettenreaktion ausgelöst. Daraus können auch Bewegungseinschränkungen ganzer Wirbelsäulenabschnitte oder auch weiter entfernt gelegener Abschnitte resultieren. Diese reflektorischen Rückwirkungen sind auch die Ursache für die Mitbeteiligung innerer Organe und die Entstehung der im Folgenden erläuterten Verkettungssyndrome.

Dabei muss aber immer wieder betont werden, dass es sich nicht um Einbahnstraßen handelt. Die reflektorischen Rückwirkungen können auch von den inneren Organen oder von den Gelenken der Arme oder Beine ausgehen.

Ich werde in den nachfolgenden Kapiteln über Behandlungen und Krankheitsbilder noch auf die Blockierungen in überbeweglichen Wirbelsäulenabschnitten hinweisen. Dieses vermehrte Auftreten von Blockierungen in eigentlich deutlich überbeweglichen Abschnitten ist erklärbar: In einem nicht mehr stabilen Wirbelsäulensegment wird das Bewegungsleitsystem aus Knochen, Bändern und Muskeln seiner Aufgabe der geordneten Führung einer Bewegung nicht mehr gerecht. Dadurch kommt es zu einer krankhaften Vermehrung der Beweglichkeit, die ihrerseits wiederum vermehrt Blockierungen ermöglicht. Wenn dies stärkere Grade annimmt, verliert bei einer echten Instabilität der Organismus sogar mehr oder weniger die Möglichkeit, die Bewegung bewusst zu kontrollieren.

An den Arm- und Beingelenken befasst sich der Behandler mit reversiblen (beeinflussbaren) Störungen des Gelenkspiels. Auch zum Verständnis dieses Begriffes und der Untersuchungs- und Behandlungsgänge ist es wichtig, wesentliche Grundlagen zu kennen:

Das Gelenk

Unter einem Gelenk versteht man die bewegliche Verbindung zwischen Knochen. Es gehören aber nicht nur die Knochen dazu, sondern auch die Knorpelflächen, die Gelenkkapseln, die Bänder und letztlich die Muskeln, welche das Gelenk bewegen, sowie die Nerven, welche Meldungen aus dem Gelenk aufnehmen und die über die Aktivierung der zugehörigen Muskeln das Gelenk bewegen. Muskeln und Nerven sind also unabdingbare Voraussetzung für eine aktive (also willentlich ausgeführte und gesteuerte) Bewegung. An den Gelenken von Armen und Beinen haben wir in aller Regel einen Gelenkpartner, der nach außen gewölbt (konvex) ist, und einen, der nach innen (konkav) gewölbt ist. Die Weite der Gelenkkapsel und die Anordnung der Bänder bestimmen weitgehend das Ausmaß der möglichen Gelenkbewegungen.

Gelenkbewegungen

Erst das geordnete Zusammenspiel aller dieser Teile ermöglicht uns eine kontrollierte Bewegung in einem Gelenk. Dabei unterscheiden wir zunächst die Bewegungsmöglichkeiten, die wir aktiv, also nach einem von unserem Willen bewusst gesetzten Impuls, oder reflektorisch durchführen, und denjenigen Bewegungen, die nur passiv, das heißt nur mit Hilfe von außen durchgeführt werden können. Passiv kann man natürlich alle Bewegungen, also auch die aktiv möglichen, ausführen. Als Gelenkspiel bezeichnet man aber die Gesamtheit der nur passiv durchführbaren Bewegungen. Das soll an einem Beispiel verdeutlicht werden: Ein Fingergelenk kann aktiv gebeugt und gestreckt werden. Passiv kann man es aber auch gering auseinander ziehen und daumen- oder kleinfingerwärts gerichtete Verschiebungen genauso ausführen wie Verschiebungen in Richtung Hohlhand oder Handrücken. Außerdem kann man geringe seitliche Biegebewegungen passiv durchführen. Die in Richtung der Funktionsbewegung nur passiv zu prüfende Endstrecke der Bewegung mit dem wichtigen Anschlaggefühl am Ende der Bewegung (Bewegungsendgefühl) wird ebenfalls zum Gelenkspiel gezählt.

Wenn diese »Gelenkspielbewegungen« nicht möglich wären, würden bei den aktiven Bewegungen die Gelenkknorpel eng aufeinander reiben und so über kurz oder lang zerstört werden. Deshalb ist das ungestörte Gelenkspiel eine unabdingbare Voraussetzung für die unbehinderte Durchführung unserer aktiven Bewegungen, die auch als die Funktionsbewegungen eines Gelenkes bezeichnet werden. Unter Funktionsbewegung versteht man also die aktiv durchführbare normale Gelenkbewegung, die sich nach Alter, Konstitution und Geschlecht unterscheidet. Auch im Rahmen dieser als Normmobilität bezeichneten Funktion gibt es in den Tabellen, in denen die normale Beweglichkeit der Gelenke verzeichnet sind, genau wie bei den Wirbelsäulensegmenten eine relativ große, als physiologisch bezeichnete Schwankungsbreite, die auch beim einzelnen Individuum je nach augenblicklicher Grundspannung seiner Muskulatur durchaus verschieden sein kann.

Die Untersuchung eines Gelenks

Das Gelenkspiel kann danach ganz einfach als die Gesamtheit der nur passiv möglichen Bewegungen eines Gelenkes bezeichnet werden. Eine Störung, die ihre Ursache in einem Gelenk selbst hat, folgt einem für jedes Gelenk typischen Störungsmuster, das als Kapselmuster bezeichnet wird. Wir finden es z. B. bei der Entstehung einer Arthrose durch Abnutzung. Wenn die Störung von außerhalb –

beispielsweise durch Lähmung, Narbenzug oder Muskelverkürzung – herrührt, folgt die Bewegungsstörung diesem Kapselmuster nicht, weshalb der geschulte Untersucher von außen kommende Störungen schnell erkennen kann. Das Kapselmuster zeigt uns also die Bewegungsrichtung beziehungsweise die Reihenfolge der Bewegungsrichtungen, die bei einer aus dem Gelenk selbst kommenden Bewegungseinschränkung gestört sind.

Da einem fachlich gut vorgebildeten Behandler auch die Form der Gelenkfläche bekannt ist, kann er dann schnell entscheiden, in welche Richtung ein in seiner Bewegung eingeschränktes Gelenk zu behandeln ist. Es ist für ihn wichtig, die sich je nach Befund ändernde Behandlungsebene eines Gelenkes zu ermitteln, um einerseits erfolgreich arbeiten, andererseits aber Schaden vermeiden zu können. Ein Gelenk besitzt zwar nur eine Gelenkhöhle, kann sich aber je nach Typ und Form der gelenkbildenden Knochen sowie der Anordnung der Bänder um eine, zwei oder auch drei Achsen bewegen. Beispiele für einachsige Gelenke sind Scharniergelenke wie die Fingerendgelenke oder Drehgelenke wie das Gelenk zwischen Elle und Speiche. Als Beispiel für zweiachsige Gelenke können Eigelenke wie das Handgelenk oder Sattelgelenke wie das Daumensattelgelenk genannt werden. Unsere großen dreiachsigen Gelenke sind das Schulter- und das Hüftgelenk.

Wie in den späteren Kapiteln noch ausführlich geschildert, sind auch die Muskeln und die Bindegewebsstrukturen Gegenstand manualmedizinischer Untersuchung und Behandlung.

Die Muskeln

Die Muskeln sind derjenige Teil unserer Bewegungsorgane, die uns einerseits Bewegungen ermöglichen, andererseits aber in Zusammenarbeit mit den Bändern unsere Stabilität garantieren. Ein Muskel ist zwischen zwei Skelettanteilen platziert, die er entweder gegeneinander bewegt oder in ihrer Stellung zueinander sichert.

Der Aufbau des Muskels

Wir unterscheiden an einem Muskel den oder die sehnigen Ursprünge und die entsprechenden sehnigen Ansätze. Manche Muskeln haben mehrere Ursprünge oder Ansätze. Dazwischen befindet sich der Muskelbauch mit dem eigentlichen Muskelgewebe, das seine Bewegungs- oder Haltearbeit durch die (Kontraktion genannte) Anspannung verrichtet. In den Muskeln und Sehnen befinden sich außerdem Sensoren, die den Spannungsreiz aufnehmen und entweder die Muskelarbeit fördern (Muskelspindeln genannt) oder hemmen (Sehnenspindeln genannt). Die Muskelspindeln reagieren auf schwächere, die Sehnenspindeln auf stärkere Spannungsreize. Diese Tatsache wird auch bei der Dosierung der manuellen Einwirkung berücksichtigt. Geringe Dehnreize erleichtern die Muskelarbeit, starke hemmen sie zunächst. Die Muskeln arbeiten bei ihrer Anspannung mit anderen Muskeln mit gleicher oder ähnlicher Funktion zusammen. Diese zusammenarbeitenden Muskeln nennen wir Synergisten. Das von uns geforderte muskuläre Gleichgewicht wird aber durch das Zusammenspiel von verschiedenen Muskeln mit entgegengesetzter Funktion gewährleistet. Diese entgegengesetzt arbeitenden Muskeln nennen wir Antagonisten. Dieses Zusammenspiel von Synergisten und Antagonisten wird bei den verschiedenen Muskelenergietechniken wie beispielsweise der »postisometrischen Muskelrelaxation« genutzt.

Die Rolle der Muskeln bei Beschwerden

Wenn ein Muskel lange Zeit unter einer Daueranspannung steht, neigt er genauso wie bei lange unverändert bestehender Annäherung von Ansatz und Ursprung zur Verkürzung. Das kann gerade bei länger bestehenden Wirbelsäulenblockierungen oder Gelenkspielstörungen der Fall sein. Das sei am Beispiel einer Hüftgelenksarthrose erklärt:

Der Körper weicht bei einer Arthrose den schmerzbereitenden Gelenkstellungen aus. Er versucht die geschädigten Knorpelflächen zu entlasten. Deshalb wird das Hüftgelenk bei fortgeschrittener Arthrose in Beugestellung, Außendrehung und an die Körperlängsachse angenähert (adduziert) gehalten. Damit verkürzen sich die Hüftbeuger, die Hüftaußendreher und die Muskeln, die das Bein zum Körper hinziehen. Die entsprechenden Antagonisten werden dagegen gedehnt. Auch diese Aspekte werden bei einer manualmedizinischen Behandlung beachtet. Der Muskel ist ein Organ, das entweder auf einen von uns willkürlich gegebenen Befehl oder aber auf vom Zentralnervensystem kommende Reize reflektorisch reagiert. Ein Muskel verspannt sich nicht, nur weil ihm gerade langweilig ist. Er reagiert unwillkürlich auf Fehlbelastung, Fehlstatik und Überlastung genauso wie auf über das Nervensystem laufende Reize bei Störungen innerer Organe oder auf psychischen Stress.

Deshalb ist es falsch, einen verspannten oder verkürzten Muskel nur direkt zu behandeln, ohne die Ursache für diese muskuläre Reaktion aufzudecken und in die Behandlung einzubeziehen.

Das Bindegewebe

In den letzten Jahren ist auch das Bindegewebe vermehrt zum Gegenstand der Manuellen Medizin geworden. Vorreiter in Deutschland war das Ärzteseminar Berlin der DGMM, das sich dabei auf die Erkenntnisse aus der Schule des tschechischen Manualmediziners Prof. Dr. Karel Lewit stützte. Das Bindegewebe ist überall in unserem Körper vertreten. Die an anderer Stelle bereits beschriebenen Faszien finden sich nicht nur als Umhüllung von Muskeln. Innere Organe haben ebenfalls teilweise festere, teilweise weichere Faszien. Auch außerhalb der genau abzugrenzenden Faszien »verbindet« das so genannte weiche Bindegewebe praktisch alle Strukturen unseres Körpers miteinander. Es ist also in allen Körperregionen und Körperhöhlen vorhanden. Es besteht aus einer flüssig-gelartigen Masse mit eingebetteten Zellen, kleinen Blut- und Lymphgefäßen und frei endenden Nervenfasern, welche wiederum durch ihre Rückmeldungen Kontrollfunktionen übernehmen. Das Besondere am Bindegewebe liegt unter anderem darin, dass auch die versorgenden und entsorgenden Blut- und Lymphgefäße durch das Bindegewebe hindurch in die Organe ein- beziehungsweise aus ihnen heraustreten. Es ist daher leicht vorstellbar, dass Spannungsänderungen dieses Gewebes die Ver- und Entsorgungsfunktion deutlich beeinflussen. Neuere Forschungen haben auch ergeben, dass das Bindegewebe auf mechanische Beanspruchung reagiert. Es reagiert zwar nicht so schnell wie ein Muskel bei den Tests im Rahmen der manuellen Diagnostik, kann aber seinen Spannungszustand durchaus den Gegebenheiten anpassen. Man spricht davon, dass es visko-elastische Eigenschaften hat. Die auf das Bindegewebe ablaufenden Reaktionen gehen nicht unbemerkt und still vor sich, sondern sie sind auch fühlbar. Das Fühlen dieser geringen Spannungsänderungen lernt der Manualmediziner im Rahmen seiner Ausbildung. Dabei ist es durchaus ein Unterschied, ob es sich bei den Einwirkungen um schnell einwirkende akute Ereignisse oder um bereits lange bestehende chronische Reize handelt. Bei akuten Einwirkungen tasten wir mehr weiche, aber schmerzhafte Schwellungen in der Unterhaut, um die Organe oder im Bereich der Gelenkkapseln. Für chronische Störungen sprechen mehr durch Entquellung entstandene Verhärtungen. Der österreichische Manualmediziner Hans Tilscher spricht davon, dass es die Konsistenz von Wachsplatten annehme.

Am Bewegungssystem bildet das Bindegewebe nicht nur die Muskelbinden (Faszien), sondern auch die Sehnen und Bänder. Bei Letzteren handelt es sich um sehr straffes Bindegewebe. Auf Verkürzungen von Sehnen und Bändern wirken vor allem die Mobilisationstechniken ein.

Wirbelsäule und Psyche

Eine wesentliche Grundlage, um den Einsatz manualmedizinischer Behandlungen zu verstehen, ist aber auch das Wissen um die Wechselwirkungen zwischen Wirbelsäule und Psyche und die an anderer Stelle genau erläuterte Wechselwirkung zwischen der Wirbelsäule und den inneren Organen.

Bei der Wechselwirkung zwischen Wirbelsäule und Psyche ist es eine Erfahrungstatsache, dass sich unter dem Einfluss einer länger andauernden Stresssituation oder einer psychischen Fehlhaltung auch echte Wirbelsäulenleiden etablieren können. Weiterhin ist zu berücksichtigen, dass gerade die Wirbelsäule und die ihr zugeordnete Muskulatur oft die Erfolgsorgane rein psychosomatischer Krankheitsbilder sind. Wenn allerdings die durch die psychische Störung bedingte Wirbelsäulenblockierung lange genug besteht, verschwindet sie nicht automatisch mit der erfolgreichen Behandlung der psychischen Störung, sondern kann durch ihr Weiterbestehen mitunter sogar den Erfolg der psychosomatischen Therapie gefährden.

Für den Manualmediziner sind folgende anatomische Strukturen wichtig:

- Wirbelsäule
- Wirbelsäulenabschnitt
- Wirbelsäulensegment
- Kopfgelenke
- Kreuzdarmbeingelenke
- Extremitätengelenke
- Muskeln
- Bänder
- Restliches Bindegewebe

Sowie folgende funktionelle Faktoren und Reaktionen:

- die aktive und passive Bewegung
- das Gelenkspiel
- die muskuläre Reaktion
- das Kapselmuster
- die Blockierung
- die Hypermobilität (Überbeweglichkeit)
- die »segmentale Irritation«

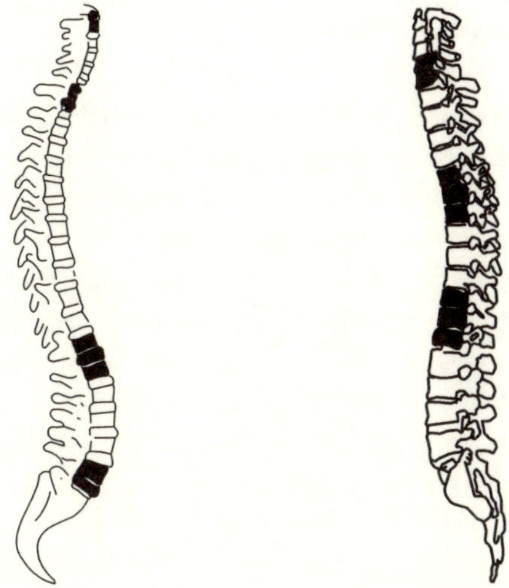

Abb. 1: Die menschliche Wirbelsäule mit ihren normalen Krümmungen. Hervorgehoben sind die Teile, die am häufigsten von so genannten Blockierungen betroffen sind, also vor allem die Übergänge von einem festeren zu einem beweglicheren Anteil.

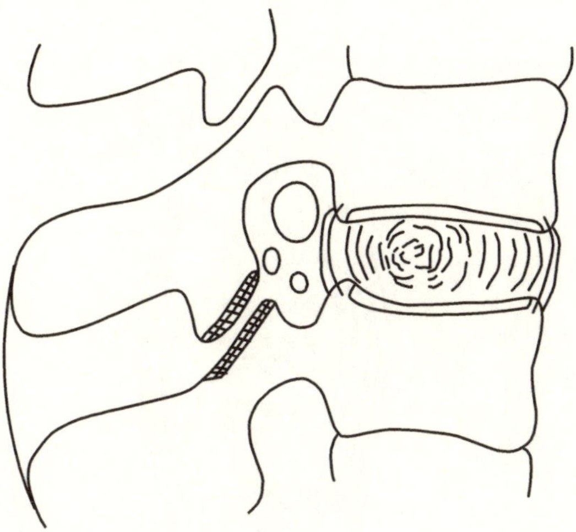

Abb. 2: Das Bewegungssegment nach Junghanns mit seinen wichtigen Teilen. Dieses sind die zwei benachbarten Wirbel mit ihren Fortsätzen, die Bandscheibe, die Bänder, die Wirbelgelenke und das Zwischenwirbelloch mit der Nervenwurzel und Blutgefäßen.

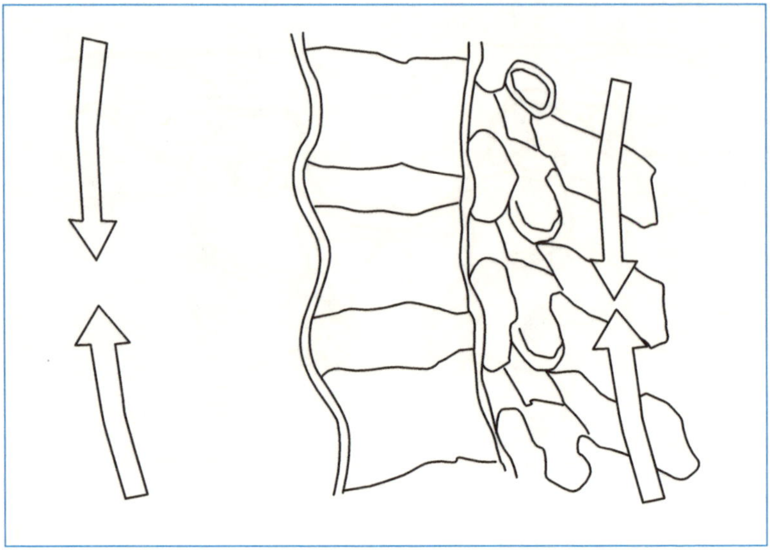

Abb. 3: Das Zusammenspiel zwischen Muskulatur, dem Innendruck der Bandscheibe zwischen den Wirbeln und dem auf dem Gleichgewicht lastenden Druck zur Erhaltung eines Spannungsgleichgewichts.

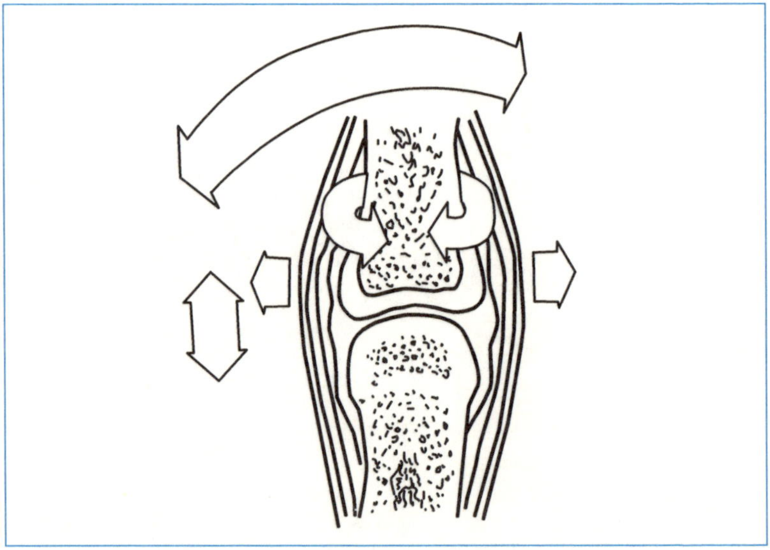

Abb. 4: Einfaches Gelenk mit aktiv möglicher Bewegung und den Gelenkspielbewegungen.

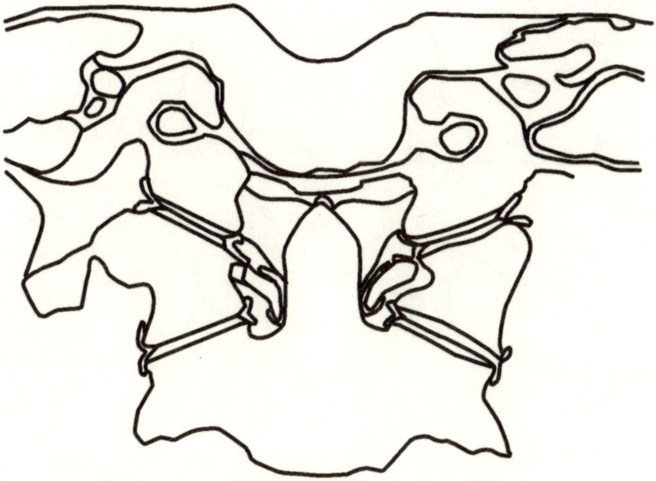

Abb. 5: Der Aufbau des unteren (Kreuzdarmbeingelenke) und des oberen Pols (Kopfgelenke) unserer Wirbelsäule. Beide haben keine Bandscheiben, werden aber von vielen Bändern gesichert, die den Kreuzdarmbeingelenken einen festen Halt geben und die Bewegung in den Kopfgelenken gut führen.

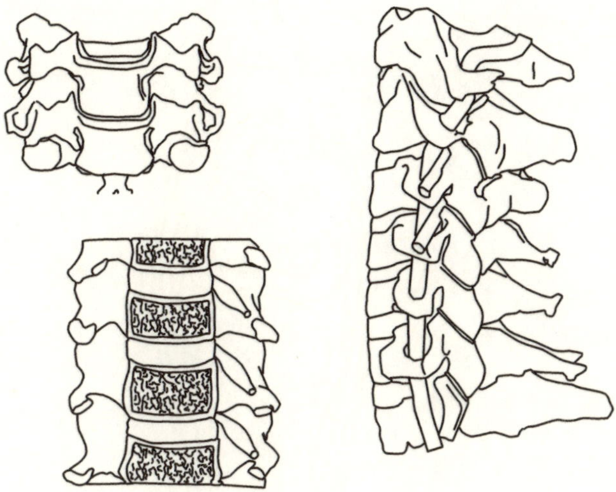

Abb. 6: Die Halswirbelsäule mit Halswirbelarterie, die in einem Knochenkanal vor den Wirbelgelenken entlangläuft.

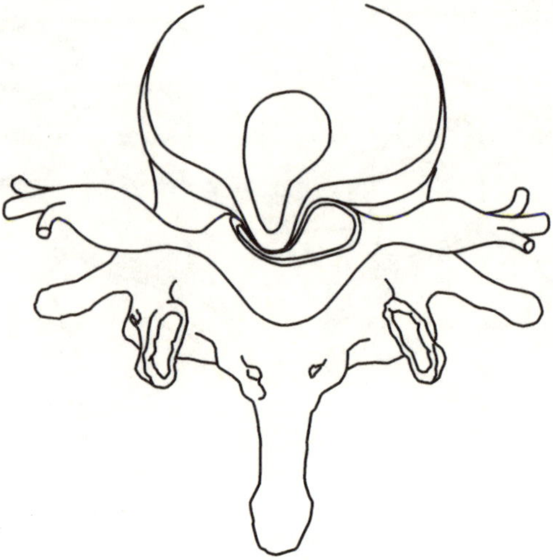

Abb. 7: Aufsicht auf einen Lendenwirbel und seine Bandscheibe mit einem Bandscheibenvorfall, der auf eine Nervenwurzel drückt.

Kapitel 4:

Die Untersuchungsmethoden in der Manuellen Medizin

Die Untersuchung von Krankheitsbildern, die möglicherweise mit manualmedizinischen Methoden behandelt werden, ist ganz besonders auf den direkten Kontakt zwischen Arzt und Patient angewiesen. Es findet nicht nur ein Arzt-Patienten-Gespräch statt, das der Erhebung der Vorgeschichte dient, sondern es wird auch ständig durch ein Fühlen, Tasten und Bewegen mit den untersuchenden Händen begleitet, um Gewebespannungen und Funktionen intensiv zu prüfen. Dabei fragt der Untersucher den Patienten nicht nur verbal nach seinen Empfindungen während der Untersuchung, sondern er führt das Gespräch gewissermaßen auch mit seinen Händen. Er fragt mit diesen die untersuchten Strukturen ab und nimmt deren Antworten auch mit seinen Händen auf.

Wie geht der Manualmediziner vor?

Auch der Manualmediziner stellt die drei wichtigen Fragen: *Wo* liegt die Störung? *Was* ist gestört? *Wie* ist es gestört? Die manualmedizinische Untersuchung umfasst naturgemäß zunächst die Erhebung der Vorgeschichte, die schon ganz wesentliche Hinweise auf das weitere diagnostische Vorgehen im Einzelfall liefert. Nicht umsonst sagen die Ärzte, dass eine gut erhobene Vorgeschichte schon die halbe Diagnose sei. Dabei ist es besonders wichtig zu erfahren, wie die aktuellen Beschwerden und Funktionseinschränkungen entstanden sind und sich weiterentwickelt haben. Dazu muss der Manualmediziner wissen, wie die betroffenen Körperteile auf Wärme, Kälte, Belastung, Bewegung und Tageszeit reagieren.

Das Gespräch

Der Behandler möchte wissen, ob die Schmerzen akut oder schleichend aufgetreten sind, ob sie zunächst in Abständen auftraten und sich später zu einem Dauerschmerz entwickelten oder ob es sich gleich um einen Dauerschmerz handelte. Er fragt, ob es ein heller, brennender oder ein dumpfer, bohrender Schmerz ist. Er will wissen, ob der Schmerz wandert, an der gleichen Stelle bleibt oder ob er ausstrahlt. Bei ausstrahlenden Schmerzen lässt er sich eine genaue Beschreibung über Richtung, Ausbreitung, Intensität und Bewegungsabhängigkeit geben. Ebenso möchte der Behandler wissen, ob gegebenenfalls eine Überbeweglichkeit vorliegt. Er wird sich beim wiederholten Auftreten von Blockierungen also zeigen lassen, wie weit die Patienten beispielsweise ihre Finger nach hinten biegen können. Er wird fragen, ob die Schmerzen immer an der gleichen Stelle auftreten oder ob sie Höhe oder Seite des Öfteren wechseln. Dies kann ein Zeichen für Blockierungen in einer insgesamt überbeweglichen Wirbelsäule (beispielsweise bei anlagebedingter Bänderschwäche) sein. Die Patienten berichten dann auch, wenn es die Halswirbelsäule betrifft, von einem Gefühl, den Kopf nicht richtig halten zu können. Sie berichten unter anderem auch darüber, dass bei eigentlich ganz normalen Bewegungen »schmerzhafte Blockierungen« einschießen. Ebenso berichten Patienten mit Halswirbelsäulenblockierungen in einer überbeweglichen Wirbelsäule über einen Beschwerdewechsel insofern, als einmal vom Nacken in den Hinterkopf und ein anderes Mal vom Nacken über die Schultern in die Arme ausstrahlende Schmerzen auftreten.

An der Brustwirbelsäule sind Störungen, die auf einer Überbeweglichkeit beruhen, wegen des Einbaues in den knöchernen Brustkorb seltener, an der Lendenwirbelsäule wiederum häufiger. Patienten mit überbeweglichen Störungen in der Lendenwirbelsäule klagen oft über das Gefühl »auseinander zu brechen«. Sie klagen auch darüber, dass längeres Stehen auf einer Stelle zu Schmerzen (meist gürtelförmig) führt und sie zur Stellungsänderung zwingt. Sie berichten, dass Bewegung und Umlagerung Erleichterung bringen und es ihnen beim schnelleren Gehen am besten ginge.

Interessant zu wissen ist auch, ob ein Morgenschmerz oder eine Morgensteifigkeit auftritt und wie lange dies anhält. Wenn der Morgenschmerz mit starker Verspannung im Lendenbereich einhergeht, aber nach warmem Duschen oder »Einlaufen« nach spätestens 30 Minuten nachlässt oder aufhört, spricht das am ehesten für eine mangelnde Stabilität. Ein lang anhaltender Morgenschmerz lässt den Manualmediziner auch an eine entzündlich-rheumatische Erkrankung denken. Dagegen ein morgens geringer, sich im Laufe des Tages unter der Alltagsbelastung zunehmender Schmerz spricht mehr für Abnutzungserscheinungen als Ursache. Darüber hinaus ist die bisher durchgeführte Behandlung und deren Erfolg beziehungsweise Misserfolg von Bedeutung, nicht nur, um einen erneuten Versuch mit einer schon einmal erfolglos angewendeten Behandlungsform zu vermeiden, sondern auch, weil die Reaktion auf die bisherige Behandlung wichtige Schlüsse auf die Natur des Leidens zulässt.

Die ärztliche Untersuchung

Danach folgt die ganz normale ärztliche Untersuchung der Bewegungsorgane, die bei wirbelsäulenbedingten Schmerzen auf jeden Fall auch eine Prüfung der Reflexe, der Nervendehnungszeichen und der Berührungs- und Schmerzempfindung sowie der Kraft im Seitenvergleich beinhaltet. Diese neurologische Untersuchung dient dazu, einen durch einen Bandscheibenvorfall bedingten Nervenwurzelschaden auszuschließen, da dieser eine Gegenanzeige darstellt. Ergänzende Muskelstrom- oder Nervenleitgeschwindigkeitsuntersuchungen werden nur bei entsprechenden diagnostischen Problemen angefordert.

An den Gelenken der oberen und unteren Extremitäten untersucht auch der Manualmediziner zunächst mit den üblichen Methoden einer orthopädisch-rheumatologischen Untersuchung. Zu den Extremitätengelenken gehören dabei auch die Nebengelenke der Schulter, das Schultereckgelenk und das Gelenk zwischen Schlüsselbein und Brustbein. Da der Manualmediziner außerdem gelernt hat, auch bei geschlossener Körperdecke die einzelnen Teile unseres Bewegungssystems, also auch die einzelnen Wirbel genau voneinander zu unterscheiden, kann er schmerzhafte Strukturen genau lokalisieren und zuordnen.

Um Gegenanzeigen, also Beschwerden, die eine manualmedizinische Behandlung nicht zulassen, auszuschließen, bedient sich der Manualmediziner unter anderem verschiedener bildgebender Verfahren. Dazu gehören in erster Linie Röntgenaufnahmen der zu behandelnden Wirbelsäulenabschnitte. Bei den Röntgenaufnahmen geht es nicht nur um Veränderungen der Knochenstruktur wie beispielsweise bei Osteoporose, Tumoren oder Entzündungen. Es wird auch besonderer Wert auf Zeichen einer Instabilität oder einer verminderten Beweglichkeit gelegt. Deshalb werden immer wieder ergänzende Aufnahmen in Vor- und Rück- oder in Seitenneigung erforderlich sein, die das Bewegungsverhalten der Wirbel insbesondere gegenüber ihren jeweiligen Nachbarwirbeln verdeutlichen. Dabei werden die Vorgaben des Strahlenschutzes selbstverständlich beachtet, wobei aber zu berücksichtigen ist, dass durch technische Weiterentwicklungen (Verstärkerfolien, hochempfindliche Filme, bessere Eingrenzung des Strahlenkegels, Verbesserung der Entwicklungstechnik) in den letzten Jahrzehnten die Strahlenbelastung durch Röntgenaufnahmen deutlich vermindert wurde. Weitere Untersuchungen mit Computer- oder Magnetresonanztomographie, mittels Sonographie (Ultraschall) oder Szintigraphie (Untersuchung mit der Feststellung der Konzentration bestimmter radioaktiv markierter Substanzen in den verschiedenen Körpergeweben) werden nur bei im Rahmen der normalen Untersuchungen auftretenden Verdachtsmomenten durchgeführt. Laboruntersuchungen auf Entzündungszeichen oder so genannte Tumormarker dienen in erster Linie dem Ausschluss von Gegenanzeigen.

Die manualmedizinische Untersuchung

Die eigentliche manualmedizinische Untersuchung erfolgt in mehreren Schritten. Da sie aus einer: Bewegungsprüfung, einer Prüfung auf Zeichen einer vermehrten Aktivität der Nozizeptoren (Schadensmelder) und einer Prüfung des Verhaltens der Aktivität dieser Nozizeptoren bei Bewegung besteht, wird sie auch als »Drei-Schritt-Diagnostik« bezeichnet.

Zunächst wird die Bewegungsfunktion der Wirbelsäule insgesamt, dann des betroffenen Wirbelsäulenabschnittes und schließlich des einzelnen Bewegungssegmentes (siehe Kapitel 3) der Wirbelsäule geprüft. Für die Bewegungsprüfung der einzelnen Wirbelsäulenabschnitte gibt es Normmaße: Für die Halswirbelsäule betrifft dies den größten und kleinsten Abstand zwischen Kinn und Brustbein bei Vor und Rückneigung, für die Brustwirbelsäule die Entfaltung bei Vorneigung (auch als Ott-Zeichen bezeichnet), für den Übergang von der Brust- zur Lendenwirbelsäule die Entfaltung bei der Vorneigung (auch als Mittelstrecke bezeichnet) und für die Lendenwirbelsäule die Entfaltung bei Vorneigung (das Schober-Zeichen). Besonders die Beurteilung der Beweglichkeit im einzelnen Wirbelsäulensegment setzt aber eine gute manualmedizinische Schulung voraus. Es kommt nicht nur darauf an, möglichst genau den Bewegungsweg in einem Segment zu erfassen, sondern auch die Qualität dieser Bewegung. Schwierig ist es mitunter, ganz normale kleine Seitenunterschiede von solchen mit diagnostischer Bedeutung zu unterscheiden. Schließlich sind wir nicht symmetrisch gebaut und damit sind kleine Seitenunterschiede ohne Zeichen für eine vermehrte Tätigkeit unserer Schadensmelder durchaus im Rahmen des Normalen. Hinsichtlich unserer Asymmetrie denke man nur an die klaren Unterschiede im Aussehen der beiden Gesichtshälften eines Menschen.

Die Erstuntersuchung

Zur ersten Untersuchung gehört ganz einfach auch die Betrachtung von Haltung und Bewegung und der Tastbefund bei Bewegung. Es wird nicht nur geprüft, wie weit eine Bewegung geht, sondern auch, ob sich ein Wirbelsäulenabschnitt insgesamt gleichmäßig entfaltet oder ob Strecken sichtbar werden, die der Gesamtbewegung nicht normal folgen. Das zeigt sich besonders deutlich, wenn bei der Prüfung der Seitenneigung unbewusste Ausgleichsbewegungen ausgeschaltet werden.

Die Bewegungsuntersuchung

Bei der Bewegungsprüfung eines Wirbelsäulenabschnittes oder eines einzelnen Wirbelsäulensegmentes werden immer alle sechs möglichen Bewegungsrichtungen beurteilt, also die Seitenneigung nach beiden Seiten, die Vor- und Rückneigung sowie die Links- und Rechtsrotation. Bei der Seitenneigungsprüfung der Lendenwirbelsäule beispielsweise kann der Untersucher sehen, ob die Seitenneigung sofort am unteren Ende oder erst verspätet beginnt oder ob sich im weiteren Verlauf der Bewegung Strecken zeigen, die gerade zu sein scheinen, sich also an der Seitneigung nicht beteiligen. Bei diesen Untersuchungen kann man die Beweglichkeit einzelner Teile von Wirbelsäulenabschnitten unterscheiden.

Beispielsweise kann die Drehfähigkeit der oberen Halswirbelsäule in starker Vorbeugung und die Drehfähigkeit der mittleren und unteren Halswirbelsäule in starker Rückneigung weitgehend isoliert geprüft werden. An der Halswirbelsäule als dem beweglichsten aller Wirbelsäulenabschnitte, an dem man noch dazu wegen der dünneren Weichteildecke die Strukturen am besten ertasten kann, ist die Bewegung zwischen den einzelnen Wirbeln nicht nur deutlich größer als an den anderen Abschnitten unserer Wirbelsäule, sondern auch am besten prüfbar. Dabei legt der Manualmediziner besonderen Wert auf die Bewegung in den Kopfgelenken. Wie an mehreren Stellen dieses Buches beschrieben, nimmt in allen Schulen der Manuellen Medizin der oberste Halswirbel, der Atlas, eine besonders wichtige Stellung ein. Das nicht nur deshalb, weil Störungen in den Kopfgelenken häufig Störungen in anderen Körperregionen nach sich ziehen, sondern weil gerade der Atlas ebenso häufig auf Störungen in darunter liegenden Wirbelsäulenanteilen reagiert. Manche Vertreter der Manualmedizin sprechen sogar von einer »kompensatorischen Reaktion« des Atlas.

Die Bewegungsprüfung im einzelnen Segment ist eine sehr schwierige Untersuchung. Abgesehen von der Halswirbelsäule ist das nur über das Bewegungsverhalten der Dornfortsätze gegeneinander möglich. Das hört sich auf den ersten Blick sehr leicht an, ist aber technisch durchaus schwierig. Wenn auch dabei der Seitenvergleich und der Vergleich mit den Nachbarsegmenten im Vordergrund steht, muss der Untersucher nicht nur von einem normalen kleinen Seitenunterschied ausgehen, sondern er sollte auch wissen, dass benachbarte Segmente schon von vornherein oft sehr verschiedene Bewegungsausschläge haben. So hat beispielsweise in der mittleren Halswirbelsäule die Verbindung zwischen dem 3. und dem 4. Halswirbel die größte Drehfähigkeit und in der Lendenwirbelsäule die Verbindung zwischen dem 4. und dem 5. Lendenwirbel die größte Seitenneigungsfähigkeit.

Wenn bei diesen Untersuchungen eine Überbeweglichkeit im zu behandelnden Segment auffällt, kommt eine mobilisierende oder manipulierende Behandlung nicht in Frage. Aus der Beschwerdeschilderung des Patienten ergibt sich selten eine gute Unterscheidung zwischen blockierungs- und instabilitätsbedingten Schmerzen. Beides kann sehr ähnliche pseudoradikuläre Syndrome hervorrufen. Deshalb sind die Prüfungen auf das Vorliegen einer Überbeweglichkeit so wichtig. Es wäre schließlich nicht sinnvoll, etwas, das schon überbeweglich ist, durch Mobilisationen oder Manipulationen noch beweglicher zu machen. An der Halswirbelsäule wird die Überbeweglichkeit dadurch erkannt, dass bei Gegenhalt am jeweiligen Nachbarwirbel das Gleiten nach vorn, nach hinten oder zur Seite verstärkt und das Bewegungsendgefühl sehr weich ist. Außerdem sind die Bänder dabei überbeansprucht und reagieren auf eine starke Vorneigung mit Schmerzen. Letzteres kann aber auch bei einer Blockierung auftreten. Es kommt jedoch nicht nur darauf an, das genaue Ausmaß der Bewegung zu bestimmen, sondern auch, das Gefühl am Ende der Bewegung (Bewegungsendgefühl) zu beurteilen. Damit können schon weitere Schlüsse zur Art der Bewegungsstörung gezogen werden. Es kommt besonders darauf an, die »Barrieren« zu erfassen.

Die Barrieren

Das, was in der Manuellen Medizin als die erste Barriere bezeichnet wird, ist der Punkt einer Bewegung, an dem die Bewegung zwar noch weitergeht, aber ein erster kleiner Widerstand tastbar wird. Das kann jeder an sich selbst ganz leicht ausprobieren. Wenn ein Mensch seinen Kopf zu einer Seite dreht, geht das normalerweise zunächst ganz leicht. Dann kommt er an eine Grenze, an der er merkt, dass er gegen einen leichten unwillkürlichen Widerstand arbeiten muss, wenn er weiterdrehen will. Die Weiterbewegung über diesen Punkt hinaus kann auch geringe Schmerzen verursachen. Das ist die erste Barriere, bis zu der auch bei Mobilisationsbehandlungen gearbeitet wird. Die so genannte zweite Barriere ist dann das Ende der möglichen Bewegung. An dieser zweiten Barriere wird das vorhin beschriebene Bewegungsendgefühl getastet.

Der Manualmediziner, dessen Bewegungs- und Gewebegefühl während seiner Ausbildung ständig geschult wird, prüft sorgfältig, ob das Ende der Bewegung sehr weich, fest-elastisch oder hart ist und wie sich die Gewebespannung am Ende der Bewegung verändert. Wenn es weich ist, spricht das für eine Überbeweglichkeit, bei einem Normalbefund ist es fest-elastisch, ein harter Endanschlag spricht für eine Blockierung. Davon abzugrenzen ist der knochenharte Anschlag, den wir etwa dann haben, wenn sich nach einer Verletzung eine Anlagerung von neuem Knochen gebildet hat, welche die Bewegung abrupt beendet. Auch diese Befunde sind allen wesentlichen qualifizierten manualmedizinischen Schulen und Richtungen gemeinsam. Darüber hinaus lernt jeder Manualmediziner in seiner Ausbildung das Tasten der einzelnen Gewebeschichten. Er lernt zwischen Veränderungen in der Haut, im Unterhautgewebe, an den Muskelbinden und Muskeln und auch am so genannten »weichen Bindegewebe«, das überall in unserem Körper verteilt ist, zu unterscheiden. Er lernt weiterhin, auch geringe Spannungsänderungen der verschiedenen Gewebe bei Bewegungen zu erfassen.

Die Untersuchung auf Druck oder Zug

Eine weitere wesentliche Untersuchung ist die Beurteilung der Reaktion auf Druck oder Zug. Wenn bei Druck beispielsweise auf den Kopf ausstrahlende Schmerzen auftreten, muss eine Nervenwurzelschädigung klar ausgeschlossen werden. Der Schmerz kann aber auch von einer Arthrose (Abnutzungserkrankung) der Wirbelgelenke ausgehen, wenn diese sich in einer »aktivierten« Phase befindet. Wenn bei Zug an einem Wirbelsäulenabschnitt in einer Richtung, welche die Bandscheiben und die Gelenke entlastet, Schmerzen auftreten, kann man davon ausgehen, dass dies eine Gegenanzeige darstellt. Eine solche muss dann vor einer manuellen Behandlung sehr sorgfältig ausgeschlossen werden.

Die Schadensmelder

Im zweiten Schritt werden Zeichen geprüft, die auf eine vermehrte Aktivität der Nozizeptoren (Schadensmelder) hinweisen. Solche Nozizeptoren finden sich vor allem in Gelenkkapseln – auch an den kleinen Gelenken der Wirbelsäule, in den Bändern, im hinteren Rand der Bandscheibe, in Muskeln und in den Muskelbinden (Faszien). Eine durch Schadensreize ausgelöste vermehrte Aktivität dieser Nozizeptoren veranlasst eine vermehrte druckschmerzhafte Muskelspannung, die den einzelnen Segmenten der Wirbelsäule (siehe Kapitel 3) oder einzelnen Gelenken zugeordnet wird. Um einen auch ohne Druck, also schon spontan geäußerten Schmerz hervorzurufen, bedarf es einer noch stärkeren Aktivität der Nozizeptoren. Außerdem macht sich die verstärkte Aktivität der Nozizeptoren auch bei der Prüfung der Endstrecke einer Bewegung durch größere unwillkürliche Gegenspannung, verbunden mit einer leichten Schmerzhaftigkeit, bemerkbar. Der Manualmediziner lernt in seiner Ausbildung, diese vermehrte Spannung der tief liegenden kurzen Muskeln an der Wirbelsäule sowie deren Veränderung zu tasten.

Diese muskulären Irritationspunkte tastet der Manualmediziner zum größten Teil dicht neben der Dornfortsatzreihe der Wirbelsäule. Weitere Irritationspunkte für die Halswirbelsäule und die Kopfgelenke liegen am Hinterhaupt (Ansatz der Nackenmuskulatur) und für die Kreuzdarmbeingelenke an bestimmten Lokalisationen in der Gesäßmuskulatur. Ein solcher Irritationspunkt gehört zu jeder Blockierung. Ohne dieses Zeichen einer vermehrten Aktivität der Schadensmelder (Nozizeptoren) ist es lediglich eine Funktionseinschränkung ohne aktuellen Krankheitswert. Diese Bewegungseinschränkung ohne Krankheitswert kann durchaus erfreulich sein. Wenn unser Körper ein durch Abnutzung überbeweglich gewordenes Wirbelsäulensegment, dessen Überbeweglichkeit zunächst Schmerzen verursacht, abstützt, verlieren wir zwar etwas an Beweglichkeit, bleiben dafür aber oft schmerzfrei. Die Orthopäden sprechen dann von einer »wohltuenden Einsteifung«.

Der alleinige Nachweis einer vermehrten Spannung der kurzen Rückenmuskeln, die als positiver Irritationspunkt bezeichnet wird, genügt aber noch nicht, um eine Anzeige (Indikation) für die Durchführung einer manualmedizinischen Behandlung zu stellen. Dafür ist dann noch die Prüfung der Spannungsänderung in einem solchen Irritationspunkt bei Bewegung erforderlich. Wenn jeder Bewegungsversuch nämlich zur Verstärkung von Spannung und Schmerz führt, muss man davon ausgehen, dass keine Mobilisation oder Manipulation durchgeführt werden kann. Nur, wenn sich wenigstens eine Richtung feststellen lässt, in der Spannung und Schmerz abnehmen, kann eine solche Behandlung durchgeführt werden.

Die Probemobilisation

Der letzte Schritt in der manualmedizinischen Diagnostik wird als diagnostische Probemobilisation bezeichnet. Dieser Schritt ist die abschließende Sicherung, dass keine Gegenanzeige vorliegt. Wenn dabei zum Beispiel eine Nervenwurzel auf einen bis dahin unbemerkten Bandscheibenvorfall (weil er noch keine Wurzelschädigung hervorrief) gepresst beziehungsweise darüber gespannt wird, kommt es zu einer Schmerzausstrahlung, die dem Manualmediziner zeigt, dass die von ihm vorgesehene Technik nicht durchführbar ist.

Das gilt ebenso für Schmerzen, die durch eine Abnutzungserkrankung (Arthrose) der Wirbelgelenke hervorgerufen werden. Auch in Bezug auf die Halswirbelsäulenarterie (*Arteria vertebralis*) sagt die diagnostische Probemobilisation etwas über eine eventuelle Gefährdung des Blutgefäßes aus. In der Außenwand der Halswirbelsäulenarterie befindet sich ein dichtes vegetatives Nervengeflecht, das bei Druck durch beispielsweise Knochen oder Bandscheibenvorfallgewebe reagiert. Die Patienten empfinden dann zwar keinen Schmerz, aber Schwindel, Sehstörungen oder ein schnell auftretendes Unwohlsein. Damit wäre wieder der Nachweis einer Gegenanzeige erbracht.

Deshalb beobachtet der Manualmediziner während der diagnostischen Probemobilisation nicht nur die sichtbare Reaktion des Patienten und fragt ihn nach aufkommenden Schmerzen oder Missempfindungen, sondern er führt diese Bewegung auch so langsam aus, dass er eine aufkommende reaktive Gegenspannung sofort in ihrer Entstehung erfasst und dann die weitere Durchführung abbricht. Bei den Schmerzen muss er aber nach einem ausstrahlenden oder heftigen Schmerz fragen. Ein nicht immer angenehmes Spannungsgefühl kann dagegen durchaus im Bereich des Normalen liegen.

Die Untersuchung der Gelenke zwischen Wirbelsäule und Rippen

Die Gelenke zwischen der Wirbelsäule und den Rippen werden genau untersucht, weil sie für die Entstehung und letztlich auch für die Behandlung von Schmerzen im Brustkorbbereich sowie auch in den Armen (obere Rippen) oder für Herzbeschwerden von besonderer Bedeutung sind. Ebenso wie an den Bewegungselementen der Wirbelsäule, den Bewegungssegmenten, prüft der Manualmediziner nicht nur die Bewegung im Vergleich zu den Nachbarrippen und zur Gegenseite, sondern sucht auch nach eventuell vorhandenen Irritationspunkten. An den Rippenwirbelgelenken wird zu diesem Zweck die Spannung des Rippenhebermuskels beurteilt und es wird geprüft, ob sich diese bei der Ein- oder bei der Ausatmung verstärkt beziehungsweise abschwächt. Dieser als Irritationspunkt für die Rippen dienende Muskel zieht vom Querfortsatz des jeweils darüber liegenden Wirbels zum Oberrand der Rippe, mit welcher der nächste Wirbelquerfortsatz ein Gelenk bildet. Dabei muss man beachten, dass der Rippenhebermuskel nahe an der Wirbelsäule liegt und beim Tasten genau von den kurzen Rückenmuskeln getrennt werden muss, damit eine Rippenwirbelgelenksblockierung von einer Wirbelblockierung unterschieden werden kann. Das ist insbesondere auch im Hinblick auf die Tatsache von Bedeutung, dass beide Blockierungen durchaus in gleicher Höhe und auf der gleichen Seite nebeneinander bestehen können. Das auf den Abbildungen (siehe Seite 80) gezeigte verschiedene Herangehen an diese Punkte erleichtert dies jedoch.

Durch die Spannungszu- oder -abnahme bei der Untersuchung an diesem Muskel wird festgestellt, ob die Bewegung in die Ausatmungs- oder die Einatmungsrichtung gestört ist. Eine Spannungszunahme zeigt, dass eine festgestellte Bewegungseinschränkung einen Krankheitswert hat.

An den Gelenken von Armen und Beinen prüft man neben dem Ausmaß der aktiv möglichen Bewegungen und dem Endgefühl der Bewegung auch alle passiv möglichen Bewegungen. Diese sind (wie schon in Kapitel 3 dargestellt) die Voraussetzung für die Durchführung der Funktionsbewegungen. An dem dabei festgestellten Störungsmuster (Kapselmuster) orientiert sich dann auch die durchgeführte manuelle Therapie.

Die Untersuchung der Gelenkspielbewegungen erfolgt mit den gleichen Handgriffen, mit denen später bei der Feststellung einer Störung behandelt wird. An den Extremitätengelenken ist ebenso wie an der Wirbelsäule das Bewegungsendgefühl ein besonders wichtiges Untersuchungsmerkmal. Das Erfühlen des Beginns der Spannung auf dem Bewegungsweg ist für die spätere Behandlung von enormer Bedeutung.

Die Untersuchung der Muskeln

Zu einer umfassenden manualmedizinischen Untersuchung gehört auch die Prüfungen der Funktion und der Spannung der betroffenen Muskeln. An den Muskeln werden neben der Spannung auch die Kontraktionskraft und die Dehnfähigkeit sowie die Reaktion auf Spannungsreize geprüft. Ein Muskel kann verspannt oder abgeschwächt und damit zu gering gespannt sein. Ein Muskel kann mitunter auch verkürzt sein. Verspannung, Verkürzung und Abschwächung können ebenfalls die Ursache für Schmerzen sein. Außerdem muss geprüft werden, ob das Gleichgewicht zwischen gegeneinander arbeitenden Muskeln (beispielsweise zwischen Beugern und Streckern) erhalten oder gestört ist. Der tschechische Muskelforscher und Manualmediziner Viktor Janda hat besonderen Wert auch auf das Gleichgewicht zwischen schnell und langsam reagierenden Muskeln gelegt. Er definierte »tonische« Muskeln, die überwiegend aus langsam reagierenden Muskelfasern bestehen und langsamer ermüden, sich rascher erholen und zur Verkürzung neigen. Davon unterschied er »phasische« Muskeln aus überwiegend schnell reagierenden Muskelfasern, die schneller ermüden, sich langsamer erholen und zur Abschwächung neigen. Beurteilt wird das durch Verlängerungs- und Kraftprüfungen.

Für die Prüfung der Muskelkraft gibt es ein einfaches orientierendes Untersuchungsverfahren, das die Muskelkraft in 6 Stufen einteilt. Diese sind:
Stufe 0: keine sicht- oder fühlbare Muskelaktion
Stufe 1: fühl- und sichtbare Muskelanspannung ohne Bewegung
Stufe 2: Bewegung nur bei Aufhebung der Schwerkraft möglich
Stufe 3: Bewegung gegen die Schwerkraft möglich
Stufe 4: Bewegung gegen dosierten Widerstand möglich
Stufe 5: Bewegung gegen kräftigen Widerstand möglich

Die Untersuchung des Bindegewebes

Gegebenenfalls wird darüber hinaus auch die Spannung der bindegewebigen Faszien geprüft. Die Spannung dieser bindegewebigen Strukturen wird je nach Standort durch folgende Faktoren bestimmt: den Zug innerer Organe, den Spannungsgrad oder aber die Umfangszu- oder -abnahme der Muskulatur, die sie umhüllt. Bei diesen Ansichten bleiben aber die neuen Forschungen des Freiburger Anatomen Jochen Staubesand unberücksichtigt, der auch in den bindegewebigen Faszien Muskelfasern nachwies, welche zweifelsohne auch am Zustandekommen des jeweiligen Spannungszustandes beteiligt sind. Das bedeutet letztlich, dass die Faszien nicht nur passiv auf den Spannungszustand ihres Inhaltes reagieren, sondern auch selbst durch die Spannung der in ihnen enthaltenen Muskelfasern aktiv auf das Geschehen einwirken können und wir bei der Behandlung dieser bindegewebigen Strukturen auch auf Muskelgewebe einwirken und damit wie bei der Muskelbehandlung Spannungen abbauen können. Die Untersuchung der Faszienspannung wird – soweit möglich – nicht nur im Bereich der Bewegungsorgane, sondern auch im Bereich der inneren Organe durchgeführt. Bei den betroffenen Muskeln wird auch auf eine eventuell schon eingetretene Verkürzung geprüft, da das in der Behandlung zur Vermeidung eines Wiederauftretens der Beschwerden durch den Einsatz von Dehntechniken berücksichtigt wird.

Die Untersuchung des Bandapparates

Mit der Prüfung der Führung der Gelenke und Wirbelsäulensegmente wird gleichzeitig die Festigkeit des Bandapparates und gegebenenfalls ein Spannungsschmerz desselben beispielsweise im Bereich der Kreuzdarmbeingelenke oder der Fußgelenke geprüft. Ein Band wird immer dann mit Schmerz reagieren, wenn es unter Dauerstress steht. Ein solcher kann entweder durch dauernden Zug eines vermehrt gespannten Muskels eintreten, welcher an dem Band ansetzt oder entspringt, oder durch eine Überforderung der Bandfunktion infolge Instabilität eines Gelenkes. Ein vermehrter Dauerzug kann unter anderem durch eine Blockierung bedingt sein.

Die Ergebnisse einer manualmedizinischen Untersuchung

Zusammenfassend kann man sagen, dass eine sorgfältige manualmedizinische Untersuchung nicht nur Aufschluss über den Ort der Schädigung, sondern auch über die Art der Schädigung und damit selbstverständlich schon Hinweise auf eine Erfolg versprechende Therapie gibt.

An einigen Beispielen sollen die manualmedizinischen Untersuchungsgänge erläutert werden.

Das Kreuzdarmbeingelenk

Am Kreuzdarmbeingelenk finden zwar, wie in Kapitel 3 beschrieben, nur sehr geringe Bewegungen statt. Da aber unser tastender Finger nicht direkt am Gelenk ansetzt, sondern erst in deutlicher Entfernung, wird durch den entstehenden längeren Hebel die sichtbare Bewegung größer. Zunächst schaut sich der Untersucher bei der Untersuchung der Kreuzdarmbeingelenke an, ob das Becken gerade steht und wie weit es nach vorn gekippt ist. Bei der Vorneigung des Patienten prüft er, ob der hintere obere Darmbeinstachel auf einer Seite schneller nach oben geht als auf der anderen. Dieses »Vorlaufen« einer Seite gilt als Zeichen für eine funktionelle Störung. Er prüft auch, wie weit beim Anheben des in der Hüfte und im Knie gebeugten Beines der hintere obere Darmbeinstachel im Seitenvergleich nach unten tritt, er prüft also, ob ein deutlicher Seitenunterschied vorliegt. Dann schaut er, ob beim Patienten in Bauchlage eine messbare Federung im Kreuzdarmbeingelenk als Zeichen für eine Überbeweglichkeit vorliegt. Wenn der Patient auf dem Bauch liegt, kann er auch durch eine dosierte Überstreckung des Beines feststellen, ob der Schmerz aus der Hüfte, dem Kreuzdarmbeingelenk oder aus dem Übergang von der Lendenwirbelsäule zum Kreuzbein kommt. Letztlich stellt er fest, ob an den Irritationspunkten in der Gesäßmuskulatur eine vermehrte Aktivität der Nozizeptoren vorliegt. In diesem Fall wird er prüfen, bei welchen Bewegungen (nach oben, nach unten, nach hinten, nach vorn) die Spannung im Irritationspunkt ab- oder zunimmt.

Die Halswirbelsäule

Bei der Untersuchung der Halswirbelsäule wird ebenfalls zunächst auf sichtbare Haltungsabweichungen geachtet. Später werden Vor- und Rückneigung, Drehung nach beiden Seiten und die Seitneigung geprüft. Danach wird die Bewegung in den Kopfgelenken, also zwischen dem Hinterhaupt und dem ersten sowie zwischen dem ersten und zweiten Halswirbel untersucht. Die dafür benutzten tastbaren Punkte sind die Querfortsätze des ersten und der Dornfortsatz des zweiten Halswirbels. Die Drehbewegung zwischen den weiteren Halswirbeln kann man mit einer speziellen Untersuchungstechnik über die Gelenkfortsätze der anderen Halswirbel beurteilen.

Die anschließend aufgesuchten Irritationspunkte für die einzelnen Halswirbel findet man am Ansatz der Nackenmuskulatur am Hinterhaupt und wie an den anderen Wirbelsäulenabschnitten neben den Gelenkfortsätzen. Falls solche Irritationspunkte vorliegen, wird dann deren Spannungs- und Schmerzverhalten bei Bewegung in Vor- und Rückneigung sowie bei Drehung beurteilt.

Die Lenden- und Brustwirbelsäule

Die Untersuchung an der Lenden- und Brustwirbelsäule erfolgt entsprechend, nur dass an diesen beiden Abschnitten die Reaktion auf eine Bewegung nach vorn und nach hinten nicht durch eine Neigung geprüft wird, sondern durch die Veränderung der Spannung bei Ein- und Ausatmung. Bei der Einatmung werden die Wirbel in diesen beiden Abschnitten beim liegenden Patienten nach hinten gedrückt, bei der Ausatmung wandern sie etwas nach vorn. An der Wirbelsäule gilt es aber auch, eine Überbeweglichkeit auszuschließen. Das ist am einfachsten an der von allen Seiten gut zugänglichen Halswirbelsäule. Im Bereich der anderen Wirbelsäulenabschnitte ist das schon schwieriger. Dort haben wir die Möglichkeit, das sowohl am Patienten in Seitenlage als auch in Bauchlage zu prüfen. Bei der Prüfung in Seitenlage lässt der Untersucher den Patienten seine Beine in Hüft- und Kniegelenken beugen. Dann legt er seine Hände auf zwei benachbarte Lendenwirbel und drückt die Patientenbeine nach hinten. An der Bewegung der beiden Wirbel gegeneinander kann er dann feststellen, ob eine Überbeweglichkeit vorliegt oder nicht. Die zweite Möglichkeit ist beim Patienten in Bauchlage gegeben, indem die Wirbel einzeln nach vorn gedrückt werden. Damit kann man ebenfalls die Festigkeit beurteilen. Voraussetzung ist allerdings, dass durch die Lagerung die Lendenhohlkrümmung ausgeschlossen wird. Sonst sind die Wirbelgelenke von vornherein verschlossen.

Beispiel für eine Gelenkuntersuchung

Das Ellenbogengelenk ist insofern etwas Besonderes unter den großen Gelenken, als sich hier praktisch drei Gelenke in einer gemeinsamen Kapsel befinden. Das ist einmal a) das eigentliche Ellenbogengelenk zwischen dem Oberarmknochen und der Elle, dann b) das Gelenk zwischen dem Oberarm und der Speiche und zuletzt noch c) das Gelenk zwischen Elle und Speiche. Letzteres lässt erst die Drehbewegungen des Unterarms zu. Für das eigentliche Ellenbogengelenk prüft man das Verhalten auf der letzten, nur passiv prüfbaren Strecke der Streckbewegung, für das Gelenk zwischen Oberarm und Speiche das Verhalten der beiden Knochen zueinander bei der aktiv möglichen Beugung und Streckung. Für das wichtige Gelenk zwischen Elle und Speiche beurteilt man die Verschiebung des Speichenköpfchens gegenüber der Elle bei der Unterarmdrehung. Diese Beispiele zeigen, dass dem Manualmediziner sowohl hinsichtlich seiner anatomischen Orientierung als auch seines Bewegungs- und Gewebegefühls bereits bei der Untersuchung einiges abverlangt wird.

Deshalb ist es auch verständlich, dass in der Ausbildung des Manualmediziners auf die praktische Schulung der größte Wert gelegt wird. Die im Anschluss an dieses Kapitel gezeigten Beispiele von manualmedizinischen Untersuchungen sollen den manuellen Untersuchungsgang verdeutlichen.

Bei seiner Untersuchung orientiert sich der Manualmediziner an:

- der Vorgeschichte
- der orthopädischen Untersuchung der Bewegungsorgane
- der Gelenkspielprüfung
- dem Bewegungsendgefühl
- der Muskelfunktionsprüfung
- der Reaktion der Schadensmelder (Nozizeptoren), dabei
- an den Irritationspunkten
- dem Ausschluss von Gegenanzeigen
- und der diagnostischen Probemobilisation

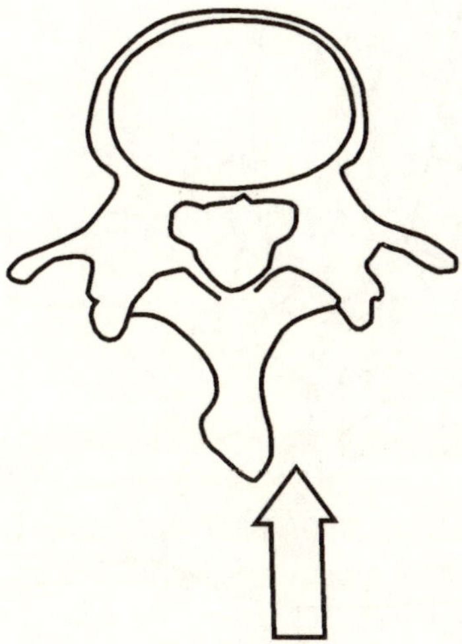

Abb. 8: Aufsicht auf einen Lendenwirbel. Der Pfeil bezeichnet die Lage des Irritationspunktes.

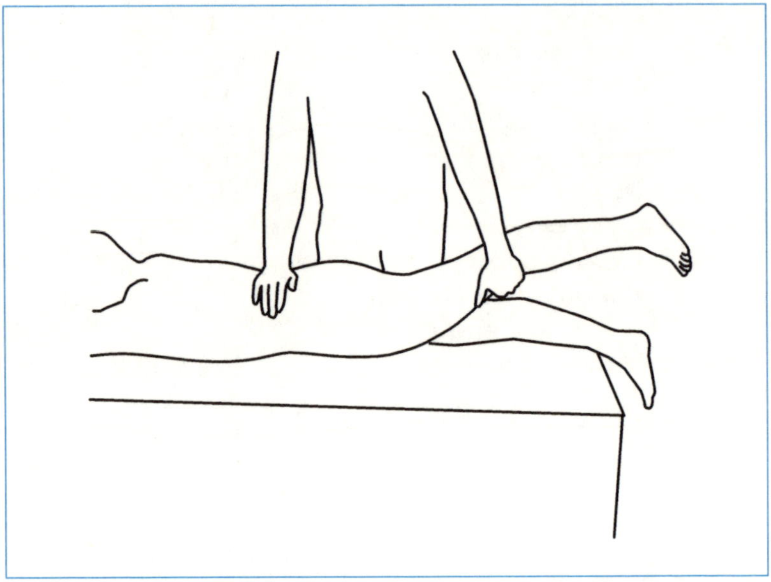

Abb. 9: Prüfung auf Schmerzempfindlichkeit im Bereich der Kreuzdarmbeingelenke und des Lenden-Kreuzbeinüberganges durch Überstreckung im Hüftgelenk.

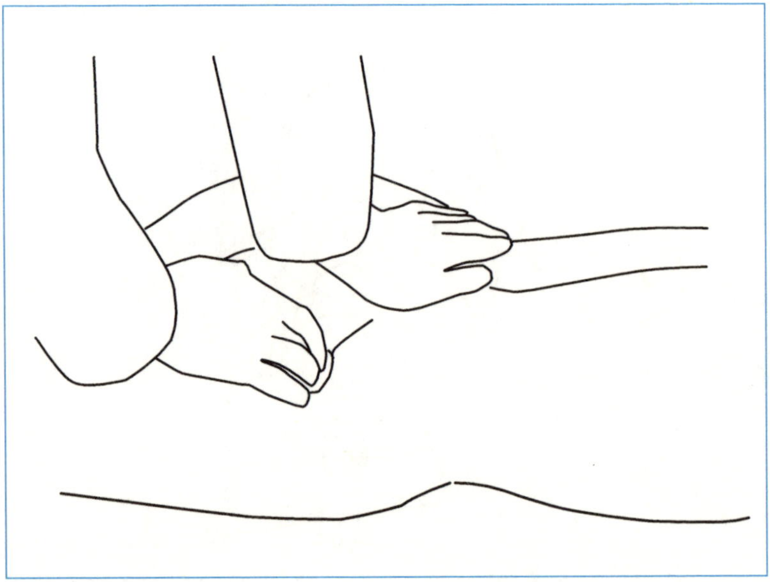

Abb. 10: Prüfung der Gewebespannung in einem Irritationspunkt für den oberen Anteil des Kreuzdarmbeingelenkes.

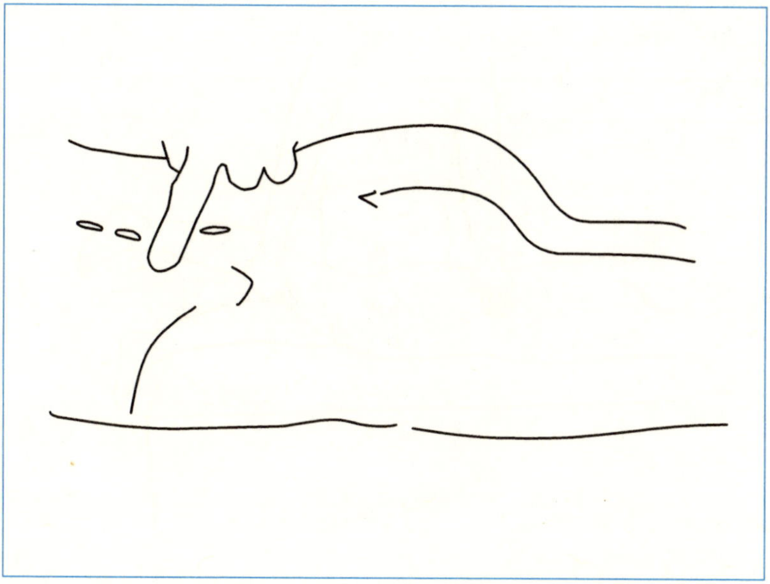

Abb. 11: Prüfung der Gewebespannung in einem Irritationspunkt an der Lendenwirbelsäule.

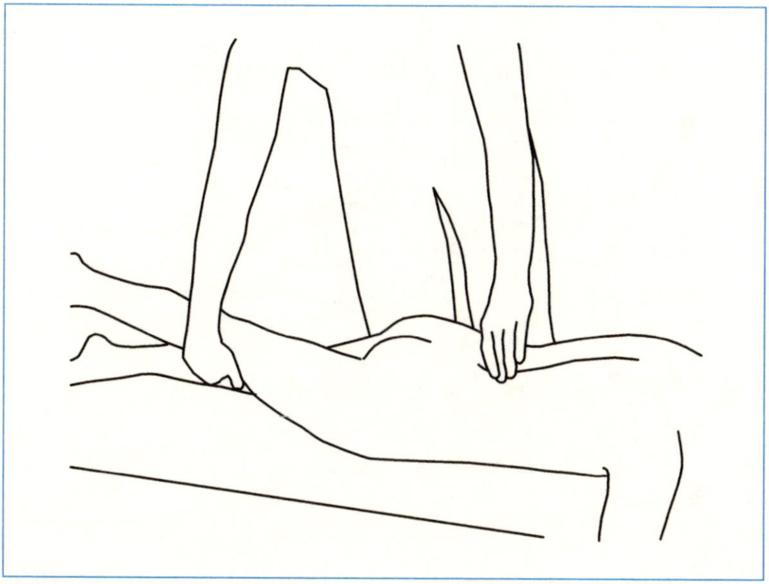

Abb. 12: Untersuchung der Änderung der Gewebespannung in einem Irritationspunkt an der Lendenwirbelsäule bei Bewegung.

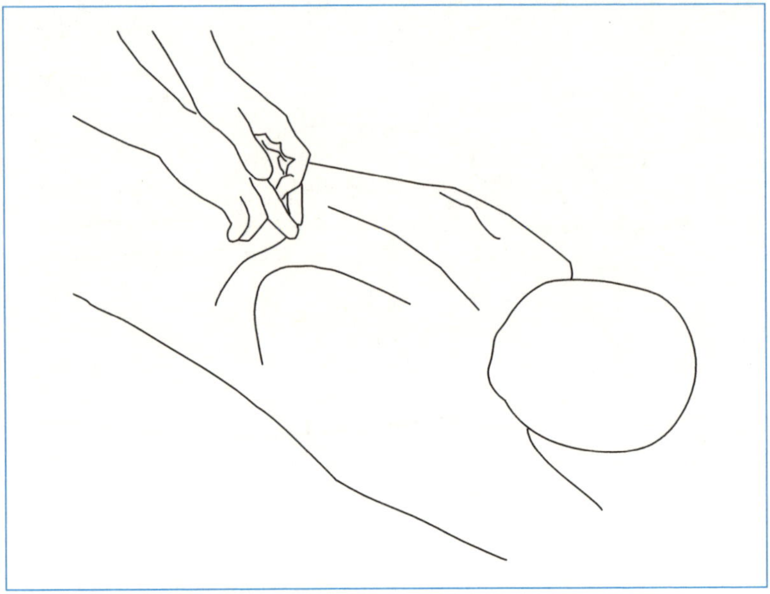

Abb. 13: Aufsuchen eines Irritationspunktes für ein Rippenwirbelgelenk.

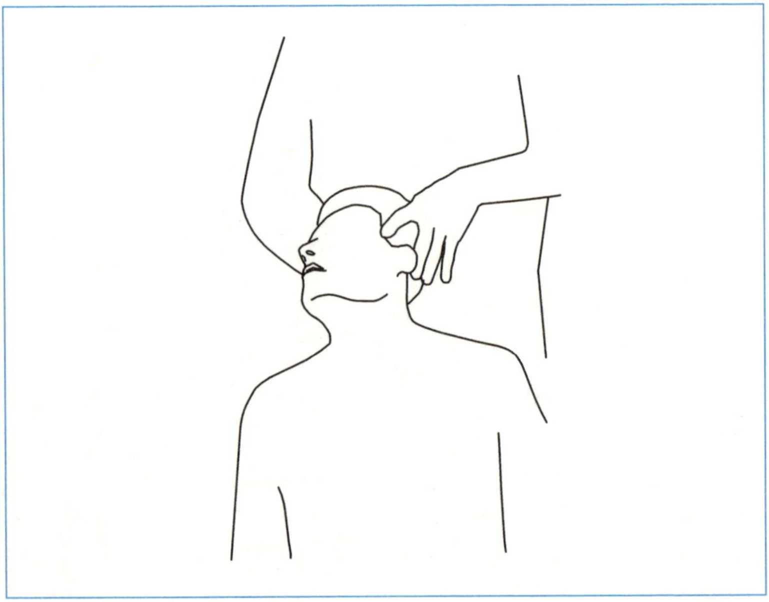

Abb. 14: Untersuchung der Drehfähigkeit der unteren Halswirbelsäule in Rückneigung.

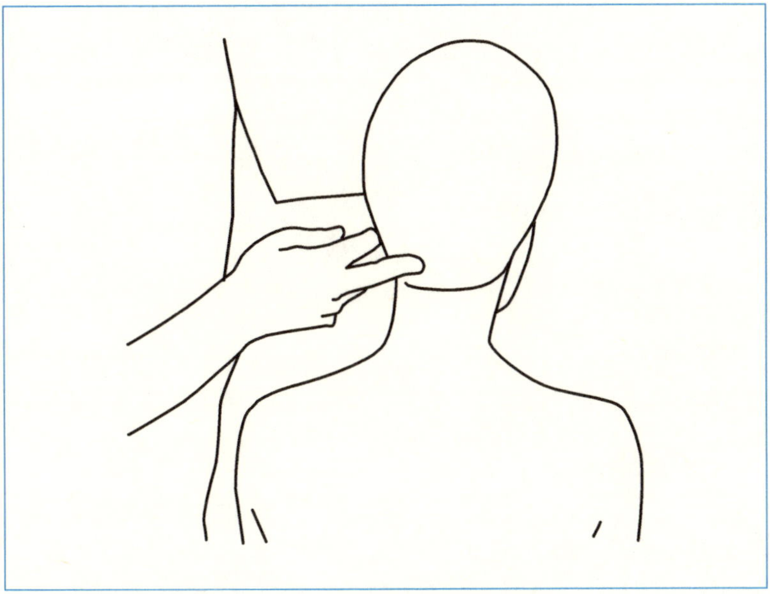

Abb. 15: Aufsuchen eines Irritationspunktes für die Halswirbelsäule.

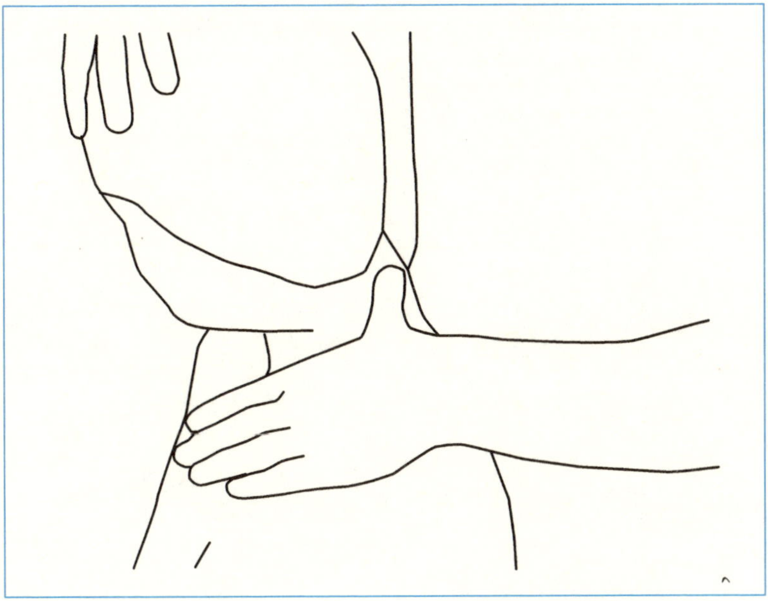

Abb. 16: Prüfung der Drehfähigkeit in einem Halswirbelsäulensegment mit Gegenhalt am Nachbarwirbel.

Kapitel 5:

Die Behandlungstechniken und das Behandlungskonzept der Manuellen Medizin

Womit behandelt der Manualmediziner?

Der Manualmediziner benutzt naturgemäß seine Hand nicht nur zum Untersuchen, sondern in besonderer Weise auch als Behandlungsinstrument. Er ist im wahrsten Sinne des Wortes ein *Be-Hand-ler.* Er setzt die verschiedenen Teile seiner Hand einerseits fest, andererseits möglichst schonend ein. Die feste Anlage sichert, dass die Hand nicht von dem zu bewegenden Anteil unseres Bewegungssystems abrutscht. Abhängig davon, welches Wirbelsäulensegment oder Gelenk behandelt und welche Behandlungstechnik angewendet werden soll, werden unterschiedliche Teile der Hand eingesetzt.

Um den dabei entstehenden Druck und die vor einer Mobilisation oder Manipulation erforderliche Spannung deutlich zu mildern, wird der bewegende Teil unserer Hand möglichst flächig eingesetzt, da dadurch die Gesamtkrafteinwirkung auf eine größere Fläche verteilt wird.

Es kommen folgende Teile der Hand zum Einsatz:

- der Daumenballen
- der Kleinfingerballen
- die Fingerkuppen
- die Fingerendglieder
- die Zeigefingerkante
- die kleinfingerwärts gelegene Handkante (siehe Abbildung 22)

Nur sehr selten setzt der Behandler auch andere Teile seines Körpers – wie beispielsweise den Brustkorb oder das Knie – zur Therapie ein. Die Hand besitzt nun einmal die besten Voraussetzungen für den Einsatz im Rahmen einer Behandlung, die viel Fingerspitzengefühl erfordert. Für die vielfältigen Aufgaben ist der Hand auf unserer Großhirnrinde – dem Sitz unseres Bewusstseins – ein besonders großes Areal zugewiesen.

Im Bereich unserer Fingerkuppen und Fingerbeeren haben wir mit ca. 100 pro Quadratzentimeter eine besonders große Dichte von Druckrezeptoren, die es uns überhaupt erst ermöglichen, die für die manuelle Diagnostik wichtigen feinen Spannungsunterschiede zu erfassen.

Die technischen Möglichkeiten der Anwendung der Manuellen Medizin reichen von einfachen berührenden (so genannten taktilen) Techniken, Weichteiltechniken, Muskelenergietechniken und Mobilisationen, zu denen letztlich auch die myofaszialen Techniken zu rechnen sind, bis hin zu den Manipulationen.

Die Druckpunkttechniken

Während die rein berührenden Behandlungstechniken bei sachgerechter Ausführung praktisch auf keine Gegenanzeigen treffen, gilt das für die so genannten Weichteiltechniken nur eingeschränkt. Bei den Mobilisations- und Manipulationsbehandlungen werden sie von gut ausgebildeten Manualmedizinern streng beachtet. Die am häufigsten verwendeten berührenden Behandlungen sind die so genannten Druckpunkttechniken.

Die berührenden Techniken sind allerdings zeitaufwändig und stellen ebenso große Anforderungen an das Tastgefühl des Behandlers wie die Mobilisations- und Manipulationstechniken. Sie werden vor allem in der Schmerzbehandlung bei Krankheitsbildern, bei denen die anderen Techniken nicht angezeigt sind, eingesetzt, aber auch zur Vorbereitung einer Manipulation bei Patienten mit stärker verspannter Muskulatur. Wenn die berührenden Behandlungen nach dem Prinzip der von dem amerikanischen Osteopathen Lawrence Jones in die Manuelle Medizin eingeführten *Counter-Strain*-Behandlung durchgeführt werden, wird immer die Einstellung der geringsten Gewebespannung und des geringsten Schmerzes für die Ausübung eines geringen Druckes wie von 1 bis 2 Kilopond gesucht, das entspricht etwa der Kraft, die man benötigt, um eine Flasche Bier anzuheben. In dieser Stellung wird der Druck längere Zeit gehalten und dann nach Rückführen in die Ausgangsstellung die Spannung in dem verspannten Muskelareal erneut geprüft. Dazu werden verschiedene Punktsysteme empfohlen. Neben den von Jones angegeben Punkten kann die Methode mit gleicher Erfolgsaussicht auch in Akupunkturpunkten, den Irritationspunkten der Sell'schen Schule oder Triggerpunkten durchgeführt werden. Ein weiteres System von solchen Druckpunkten wurde von dem amerikanischen Osteopathen Frank Chapman gelehrt. (Eine früher auch geübte Druckpunktbehandlung mit maximaler Kraft, die aber nur kurze Zeit [5 bis 7 Sekunden] gehalten wurde, hat völlig an Bedeutung verloren.) Zu den taktilen Techniken zählen genau genommen auch die Akupunktmassage, die Nervenpunktmassage und die von den Patienten oft selbst angewandte Akupressur.

Die Druckpunkttechniken kennen zwar, wie schon betont, fast keine Gegenanzeigen, sie können aber im Gegensatz zu Manipulationen häufig eine Blockierung nicht nachhaltig lösen. Dagegen können sie – vor einer Manipulation durchgeführt – dieselbe wegen ihres muskelentspannenden Effektes wirkungsvoll vorbereiten. Die Druckpunkttechniken gehen fast nahtlos zu den Weichteiltechniken über, die ihrerseits wieder zu den Muskelenergietechniken überleiten. Eine internationale Expertengruppe für Manuelle Medizin, die im Auftrag der Bertelsmann-Stiftung tätig war, hat eine einminütige Kompression eines muskulären Triggerpunktes ebenso dazugezählt wie das tiefe Reiben einer gestörten Struktur (beispielsweise queres Reiben eines Muskel-Sehnen-Überganges) und Dehnungsimpulse quer zum Muskelverlauf.

Die Behandlung der Muskulatur

Die Muskulatur spielt, wie in Kapitel 3 ausgeführt, im Rahmen blockierungsbedingter Krankheitsbilder eine bedeutende Rolle. Deshalb gehören die verschiedenen Muskelenergietechniken zu den unabdingbaren Bestandteilen einer manualmedizinischen Behandlung.

Postisometrische Techniken

Unter den Behandlungen an der Muskulatur steht die Durchführung der postisometrischen (also nach einer dosierten isometrischen Anspannung eingesetzten) Dehntechniken an erster Stelle. Bei den verschiedenen Muskeldehntechniken wird ebenso wie bei den anderen manualmedizinischen Behandlungen nur mit geringem Krafteinsatz gearbeitet. Im Gegensatz zum isometrischen Muskeltraining, das mit möglichst maximaler Kraft arbeitet, sind für die Einleitung einer Dehnung nur sehr geringe Anspannungen mit einer Kraft im Bereich von wenigen hundert Gramm erforderlich. Es geht bei dieser Behandlung schließlich nicht um Muskeltraining, sondern darum, die Anregung zur Muskelarbeit auf die Gegenspieler des zu behandelnden Muskels überspringen zu lassen, um damit die Erregbarkeit und den Spannungszustand des Muskels zu verringern und so die Voraussetzungen für eine Dehnung zu optimieren.

Myofasziale Techniken

Die myofaszialen Behandlungstechniken befassen sich, wie der Name schon sagt, mit den als Faszien bezeichneten bindegewebigen Muskelbinden und den Muskeln selbst. Der Manualmediziner geht mit seinen Händen so weit in die Tiefe, bis er die jeweilige Spannung dieser Faszien tastet. Bei vermehrter Spannung ertastet er die (als erste Barriere bezeichnete) Spannungsverstärkung, er stellt also fest, bei welchem Druck eine geringe Spannungszunahme spürbar ist. Dabei folgt er den Gewebeeigenbewegungen, die dem Körper innewohnen. Er hält an dieser ertasteten Grenze einen weichen Druck so lange, bis eine Entspannung (Release) eintritt.

Man geht davon aus, dass auch die reinen Faszientechniken einen entspannenden Einfluss auf die Muskulatur haben. Wenn eine Faszie (Muskelbinde) und die in ihr enthaltenen Muskelfasern entspannt werden, nimmt der Druck der Faszie auf den Muskel ab und durch diese Reizverminderung nimmt seine eigene zuvor erhöhte Grundspannung ab.

Im Gegensatz zu den später erläuterten Manipulationen können die Mobilisationsbehandlungen an der Wirbelsäule ebenso wie die Behandlungen an Armen und Beinen auch von Physiotherapeuten mit einer Weiterbildung in Manueller Therapie durchgeführt werden. Dafür ist dann allerdings eine Verordnung des behandelnden Arztes notwendig.

Mobilisationen

Bei den Mobilisationen handelt es sich um sanfte, dehnende Maßnahmen, die zur Beseitigung von Gelenkspielstörungen an den Extremitätengelenken und zur Lösung von Blockierungen an der Wirbelsäule eingesetzt werden. Sie wirken auf Gelenkkapseln (auch von Wirbelgelenken), Bänder, Sehnen, Faszien und gelenknahe Muskelursprünge und -ansätze. Die Mobilisationen sind weiche, wiederholt angewandte Techniken mit langsamer Bewegung. Sie können auch an der Wirbelsäule im Gegensatz zur Manipulation gleich in die blockierte Richtung eingesetzt werden, wobei es allerdings nicht zum »Durchbrechen der Barriere« kommen darf. Nur in den Fällen, in denen jeder Versuch, in die blockierte Richtung zu arbeiten, gleich mit Abwehrspannung und Schmerzen beantwortet wird, muss bei der Mobilisation ebenso wie bei der Manipulation in die unbehinderte schmerzfreie Richtung gearbeitet werden. Jeder einzelne Mobilisationsschub oder -zug geht bis zu dem Punkt, an dem der erste leichte Widerstand spürbar ist. Ein Arbeiten vor dieser ersten Grenze bringt keinen Erfolg, da dann in einem von vornherein freien Bewegungsausmaß gearbeitet wird. Es wird versucht, den Weg bis zur ersten Barriere langsam zu erweitern, bis letztlich die erwünschte Bewegungsfreiheit erzielt ist. Bei Mobilisationen sind fast immer längere Behandlungsserien bei auch längeren Einzelbehandlungen erforderlich. Eine bei einer Mobilisation reflektorisch auftretende verstärkte Spannung zeigt dem Behandler an, dass entweder der Behandlungsweg zu weit war oder dass er zu viel Kraft eingesetzt hat. Insofern ist es wichtig, dass jeder einzelne Schub oder Zug so langsam und einfühlsam durchgeführt wird, dass der Therapeut die Grenze erfasst und nach dem ertasteten Bewegungs- und Gewebegefühl die Intensität und den Weg der nächsten Mobilisationsbewegung gestalten kann.

An den Gelenken von Armen und Beinen sind Mobilisationen die Regelbehandlung. Manipulationen stellen an diesen Gelenken eher die Ausnahme dar. Bei den Mobilisationsbehandlungen an den Extremitäten geht man nach einer klaren Reihenfolge vor. Zunächst wird die wichtigste der Gelenkspielbewegungen (siehe Kapitel 3), die Traktion, das heißt die Entfernung der Gelenkflächen voneinander, durch dosierten Zug geübt. Erst wenn dieser Zug eine ausreichende Entfernungsmöglichkeit der Gelenkflächen voneinander erreicht hat, können die weiteren Mobilisationsbewegungen angebracht werden. Zunächst wird bei diesen Traktionstechniken getestet, wie weit sich die Gelenkflächen voneinander entfernen lassen. Die weiteren Mobilisationstechniken dürfen nur angewandt werden, wenn auf dem halben Weg zu einer deutlichen Straffung der Gelenkkapsel und der Bänder genügend Raum geschaffen wurde. Reicht dieser Raum für eine schädigungsfreie Mobilisation noch nicht aus, muss dieser Raum erst durch eine kräftige Dehnung in der Zugrichtung erweitert werden.

Die Manipulation

Gewissermaßen die »Königsdisziplin« der Manuellen Medizin ist die gezielte Manipulation an der Wirbelsäule. Durch die schon im Altertum bekannte zentrale Rolle der Wirbelsäule im Steuerungs- und Reflexgeschehen des Organismus wird der Wirbelsäulenbehandlung eine besondere Stellung zugewiesen. Eine Verbesserung der Bewegung, Entspannung, Verbesserung von Durchblutung und Lymphabfluss und damit der körperlichen Abwehr und der psychischen Grundstimmung können in vielen Fällen durch die Manipulationsbehandlung an der Wirbelsäule erreicht werden.

Vor der Anwendung einer solchen Behandlung müssen allerdings Gegenanzeigen sorgfältig ausgeschlossen werden. Nach deutschem Recht darf die Manipulationsbehandlung am Stammskelett (Wirbelsäule, Rippen und Kreuzdarmbeingelenke) nur von Ärzten und von Personen mit einer Zulassung als Heilpraktiker durchgeführt werden. Vor Manipulationsbehandlungen an der Wirbelsäule ist auch eine Aufklärung über zwar sehr seltene, aber doch mögliche Risiken durchzuführen (siehe Kapitel 8 und 10). Eine technisch gut ausgeführte Manipulation ist eine letztlich sanfte Einwirkung, die nur an einem entspannt gelagerten Patienten mit geringstmöglicher Kraft durchgeführt wird. Wenn es nicht gelingt, den Patienten zur Entspannung zu bringen, muss die Manipulation unterlassen werden, da sie sonst zu viel Kraft erfordern würde. Die Schauermärchen, die hin und wieder verbreitet werden, haben mit der Realität einer nach den Regeln der sanften Manipulation gut durchgeführten Behandlung nichts gemein. Die Abbildung 21 am Ende dieses Kapitels veranschaulicht die dabei wirkenden Kraft- und Wegkomponenten.

Das geringe Ausmaß der Manipulationsimpulse stellt sicher, dass keinerlei zerstörende Einwirkung auf die Wirbelsäule oder die Gelenke von Armen und Beinen stattfindet. Das gilt ebenso für die Mobilisationsbehandlungen, die sich streng im Rahmen des normalerweise freien Gelenkspiels bewegen.

Die Entwicklung der Manipulationstechniken

Die Manipulationstechniken haben in Deutschland, Österreich und der Schweiz in den dortigen Ärztegesellschaften während der letzten fünfzig Jahre eine bemerkenswerte Entwicklung von anfangs durchaus auch harten Techniken hin zu sanften, nicht zum Hervorrufen von Schädigungen geeigneten (so genannte atraumatischen) Techniken durchgemacht. Die anfangs von den Chiropraktoren übernommenen Griffe erfüllten nach der Meinung der Ausbildungsleiter dieser Gesellschaften und Seminare die Anforderungen, die an eine sanfte atraumatische Manipulation zu stellen sind, nicht.

Bei akut aufgetretenen Blockierungen ist es oft möglich, mit einer einzigen manipulativen Deblockierung die Beschwerden erfolgreich zu behandeln. Die gezielte Manipulation ist die Behandlungstechnik, die den stärksten »Eingriff in das Vegetativum« darstellt und am schnellsten zum Erfolg, also zur Beschwerdelinderung oder Beschwerdefreiheit führt. Sie beansprucht weniger Zeit in der einzelnen Behandlung und kommt im Gegensatz zur Mobilisation meist ohne längere Behandlungsserien aus.

Die Vorbereitung der Manipulation

Es gibt allerdings immer wieder Fälle, in denen der Behandler aus gutem Grund auf eine der anderen Techniken ausweicht. Außerdem darf die Manipulation nur dann durchgeführt werden, wenn die Patienten sich gut entspannen können. Bei muskulärer Gegenspannung, gleich, ob willkürlich oder unwillkürlich, darf sie nicht angewendet werden. Deshalb müssen die Patienten für die jeweilige Behandlung immer so gelagert werden, dass sie sich entspannen können.

Die Lagerung und die später aufgenommene Vorspannung müssen aber auch sicherstellen, dass die Manipulation nur am vorgesehenen Ort einwirkt. Das wird dadurch erreicht, dass man durch eine Einstellung, welche die Gelenke des nächsten Wirbelsäulensegmentes verschließt (so genannte Verriegelung) und ein Weiterlaufen des Manipulationsimpulses in die Nachbarsegmente hinein verhindert. Damit werden unerwünschte Einwirkungen in der Nachbarschaft der zu lösenden Blockierung vermieden.

Diese in der Vorbereitung der Manipulation vorgenommenen Einstellungen unterscheiden sich nicht nur von Wirbelsäulenabschnitt zu Wirbelsäulenabschnitt, sondern beispielsweise auch danach, ob eine Behandlung am liegenden oder am sitzenden Patienten durchgeführt werden soll.

Die Ausführung der Manipulation

Wie bereits an anderer Stelle aufgeführt, soll die Manipulation am besten in die so genannte »freie Richtung« durchgeführt werden. Das bedeutet also, dass ein Wirbel, dessen Bewegung nach links die Schmerzen und die Muskelspannung verstärkt, nach rechts bewegt wird. Die Drehbewegungen (Rotationen), die dabei im eigentlichen manipulativen Impuls angewendet werden, betragen tatsächlich nur wenige Grade (im Idealfall unter 5 Grad).

Vor allem bei Manipulationen an der Halswirbelsäule werden zum Schutz der Patienten und um auch – extrem seltene – Zwischenfälle zu vermeiden, allgemein anerkannte Vorsichtsmaßnahmen eingesetzt. Es wird generell aus unproblematischen Ausgangslagen gearbeitet. Das bedeutet, dass an der Halswirbelsäule vor dem wege- und kraftmäßig sehr kleinen Impuls nur eine Vorrotation von 15 Grad in der Behandlungsrichtung eingestellt wird, so dass die Gesamtrotation einschließlich Impuls unter 25 Grad liegt. Gleichzeitig wird aber eine Seitneigung zur Gegenseite der Rotation eingestellt. Dadurch wird jede gefährliche Anspannung der Halswirbelsäulenschlagader vermieden.

Nachdem mit der diagnostischen Probemobilisation bereits ein Weg gegangen wurde, der die Blockierung aber nicht gelöst hat, wird oft bezweifelt, dass der deutlich kleinere Weg bei der Manipulation diese Lösung bewerkstelligen kann. Das wird jedoch durch die Geschwindigkeit des sehr schnellen Manipulationsimpulses ermöglicht.

Vorurteile und tatsächliche Risiken

In der Laienpresse und auch in Fachkreisen wird immer wieder davor gewarnt, dass häufiger durchgeführte Manipulationen eine Überbeweglichkeit (Hypermobilität) hervorrufen. Dies ist allerdings durch keinerlei wissenschaftliche Studien belegt. Es handelt sich bei den dafür angeführten Fällen vielmehr um von vornherein insgesamt oder – deutlich seltener – auch nur im behandelten Abschnitt schon vorher überbewegliche Wirbelsäulen. In diesen Fällen liegt nach der Lösung der Blockierungen der Schwerpunkt der rehabilitativen Arbeit in einer Stabilisierung durch Kräftigung des Muskelkorsetts und Stabilisierung des Bandapparates.

Das Behandlungskonzept der Manuellen Medizin richtet sich zunächst grundsätzlich nach den zu heilenden Funktionsstörungen, auch hinsichtlich ihrer Komplexität und der Beschwerdedauer und nach den technischen Möglichkeiten des Behandlers.

Beschwerden, bei denen eine Manipulation in Frage kommt

Bei länger bestehenden Beschwerden wird die Manipulation auch in ein Behandlungskonzept eingebunden, das aus mehreren Komponenten besteht. Dies geschieht im Rahmen der Schmerztherapie unter anderem durch die Verbindung mit einer therapeutischen Lokalanästhesie, mit einer Kälte-, Wärme- oder Elektrotherapie, mit verhaltenstherapeutischen Programmen zur Schmerzbewältigung und auch mit Akupunktur. Bei der Akupunktur hat sich besonders die in Japan entwickelte Methode nach der Leitbahndiagnostik bewährt, die den Prinzipien der Manuellen Medizin nahe kommt.

Dieses umfassende Behandlungskonzept beinhaltet die manuellen Möglichkeiten der Behandlung, aber nicht nur für den Fall, dass weitere Segmente der Wirbelsäule, Extremitätengelenke, Muskeln und Faszien mit betroffen sind. Es werden auch Zusammenhänge mit inneren Organerkrankungen und psychischen Störungen aufgedeckt und in die Behandlung einbezogen. Solche komplexen Beschwerdebilder werden in der Manuellen Medizin als Verkettungssyndrome bezeichnet. Bei diesen Verkettungen kann es erforderlich sein, neben mobilisierenden und/oder manipulativen Behandlungen an der Wirbelsäule auch mobilisierende Gelenkbehandlungen an Armen und Beinen, Muskeldehnungen, Triggerpunktbehandlungen und Faszientechniken einzusetzen. Die Behandlung an den Gelenken von Armen und Beinen ist eine Domäne der mobilisierenden Techniken.

Manipulationen kommen nur an wenigen Gelenken (beispielsweise an den Ellenbogen- oder Sprunggelenken) bei bestimmten Störungen zum Einsatz.

Spritzenbehandlungen

Daneben ist manchmal auch eine gezielte Spritzenbehandlung und der Einsatz physikalischer Behandlungsmethoden sinnvoll und hin und wieder auch erforderlich. Bei den Spritzenbehandlungen kommen vor allem Methoden der therapeutischen Lokalanästhesie an den Wirbelgelenken, am Bandapparat, an Muskelansätzen und in so genannten muskulären Triggerpunkten zum Einsatz.

Besonders wenn es sich um eine Bänderschwäche als Ursache einer wiederkehrenden Blockierungen handelt, ist eine lokale Spritzenbehandlung in den Bandapparat der Wirbelsäule und der betroffenen Gelenke mit Medikamenten, welche die Bildung eines festen Bindegewebes fördern, oft erfolgreich. In Deutschland wird dafür meist eine Traubenzuckerlösung in Konzentrationen von 12 bis 20 Prozent angewendet. Durch diese Traubenzuckerlösung, die einen höheren osmotischen Druck hat als das umgebende Gewebe, wird zunächst eine Entzündungsreaktion ausgelöst. Wenn in deren weiterem Verlauf Entzündungszellen der zweiten Generation einwandern, werden die bindegewebsbildenden Zellen angeregt und es kommt durch die Bildung neuen, festen Bindegewebes zur gewünschten Festigung des Bandapparates.

Durch die anfängliche Entzündungsreaktion ist diese Behandlung allerdings mit einem bis zu drei Tage anhaltenden Schmerz verbunden. Das wird aber durch den Erfolg mehr als wettgemacht. Bei bindegewebsschwachen Menschen kann es aber erforderlich werden, die Behandlung nach etwa einem Jahr zu wiederholen. Das nehmen diese Patienten aber in aller Regel gern auf sich. Wegen der Bedeutung gerade im Zusammenhang mit einer manuellen Behandlung wird diese als Prolotherapie (Therapie zur Förderung der Bindegewebsproliferation) bezeichnete Injektionsbehandlung auch von Ärzteseminaren für Manuelle Medizin empfohlen.

Physikalische Übungen

Zum Behandlungskonzept der Manuellen Medizin gehört auch das Einweisen des Patienten in Übungen, die dieser selbst durchführt. Dazu gehören zwar auch Dehnübungen für die Muskulatur, doch wird der größte Wert auf Übungen zur Stabilisierung zur Vermeidung von Rückfällen gelegt. Das Dehnen verkürzter Muskeln ist dagegen die Voraussetzung dafür, dass die betroffene Muskulatur überhaupt trainiert werden kann, und damit wiederum die Voraussetzung für eine erfolgreiche Stabilisierung.

Die früher von Physiotherapeuten gern gelehrten Techniken zur Automobilisierung werden heute nur noch in Einzelfällen empfohlen. Da sie jedoch leicht ausführbar sind und häufig schnell Beschwerdelinderung verschaffen, führen sie oft zu einer trainierten Hypermobilität und damit zu vermehrten Rückfällen. Deshalb sollten Übungen zur Autostabilisierung vorgezogen werden. Hier gibt es sehr einfache Übungen. Eine dieser auf die Dauer sehr erfolgreichen Übungen besteht darin, einen Gang wie die Mannequins zu üben. Bei jedem Schritt werden sowohl die Gesäß- als auch die Bauchmuskeln angespannt und der Kopf »hocherhoben« getragen. Der Gesäßmuskel ist unser großer Aufrichter und hilft uns besonders, ein Hohlkreuz auszugleichen. Neuere Untersuchungen haben hinsichtlich des Aufbaues einer segmentalen Stabilität auf einen hohen Stellenwert von Gleichgewichts- und Koordinationsübungen hingewiesen. Wer es sich leisten kann und noch nicht zu alt dafür ist, kann es auch mit Dressurreiten versuchen. Dieser Sport bietet praktisch eine Kombination von muskulärem Aufbautraining mit Koordinationsübungen. Eine Reihe von Patienten, die diesem Rat gefolgt sind, kamen nur noch einmal vorbei, und zwar um zu berichten, dass sie durch das Reiten ihre Wirbelsäulenbeschwerden losgeworden seien und keinen Manualmediziner mehr brauchten.

Gerade hier wird deutlich, welch großes Gewicht im Behandlungskonzept der Manuellen Medizin auf die Rezidivprophylaxe (Vorbeugung gegen das Wiederauftreten der behandelten Störungen) gelegt wird. Dazu muss natürlich zuerst die Ursache des Wiederauftretens (Rezidiv) festgestellt werden. Das bedeutet, dass sowohl Fehlbelastungen, Fehlstellungen wie Beckenschiefstand bei Beinverkürzung, muskuläres Ungleichgewicht und seine Ursachen, Verkettungen, innere Organerkrankungen und psychosomatische Störungen beachtet und auf ihre Wertigkeit im aktuellen Schmerzgeschehen geprüft werden müssen. Das zeigt einmal mehr, dass der Manualmediziner immer den ganzen Menschen sehen muss.

Zusammenfassend seien nochmals die wesentlichen Behandlungstechniken der Manuellen Medizin genannt:

- Druckpunkttechniken
- Weichteiltechniken
- Muskelenergietechniken (insbes. postisometrische Muskeldehnung)
- Myofasziale Techniken
- Mobilisationen (Traktions- und so genannte translatorische Techniken)
- Viszerale Mobilisationen
- Manipulationen (sanfte atraumatische Manipulation)

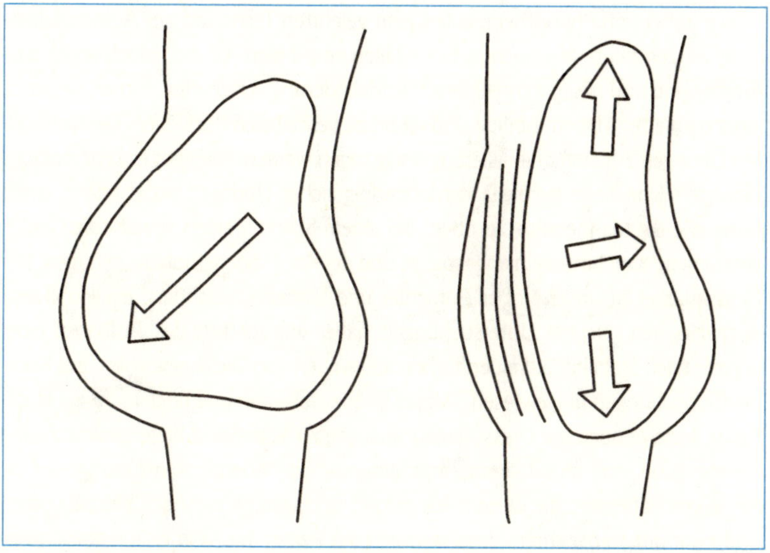

Abb. 17: Die Belastung durch eine schwere und weiche Bauchdecke zwingt die Wirbelsäule ins Hohlkreuz und führt zu einer vermehrten Belastung der Wirbelgelenke. Um das Wiederauftreten von Blockierungen in diesen Wirbelgelenken zu vermeiden ist eine Kräftigung der Haltungsmuskulatur erforderlich, um so das Hohlkreuz zu vermindern.

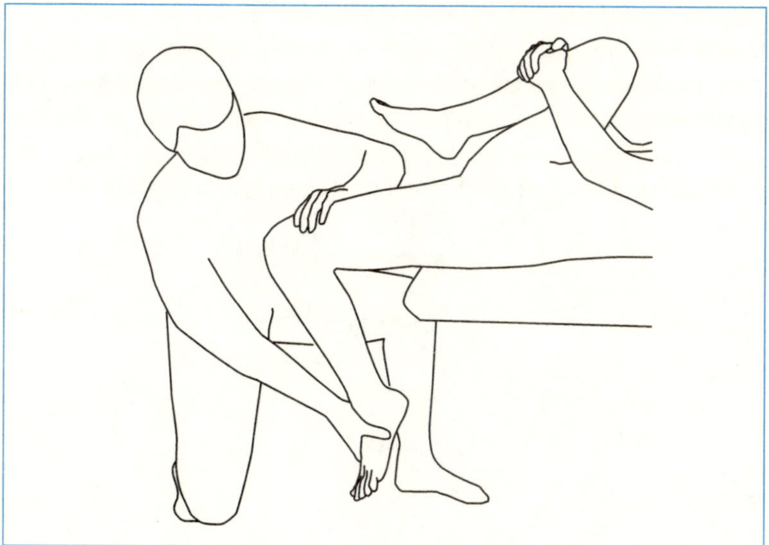

Abb. 18: Beispiel für eine manuelle Muskeldehnung (hier Dehnung eines Oberschenkelstreckmuskels).

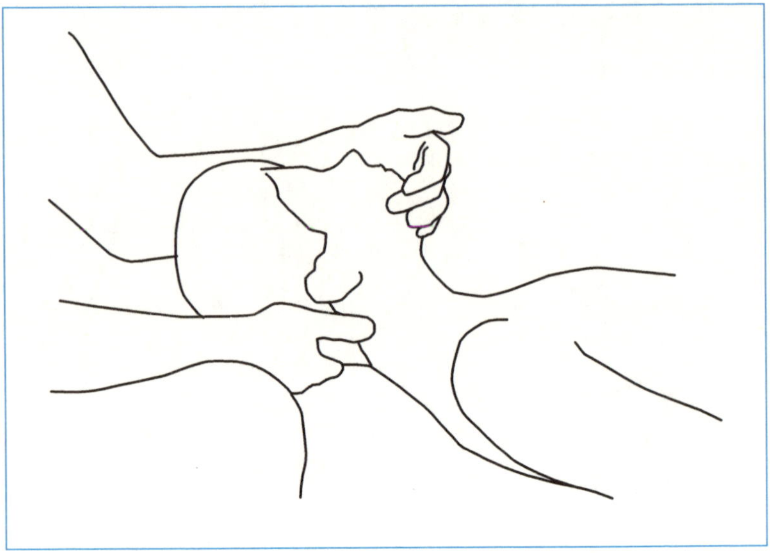

Abb. 19: Weiche Mobilisation nach vorn an der Halswirbelsäule.

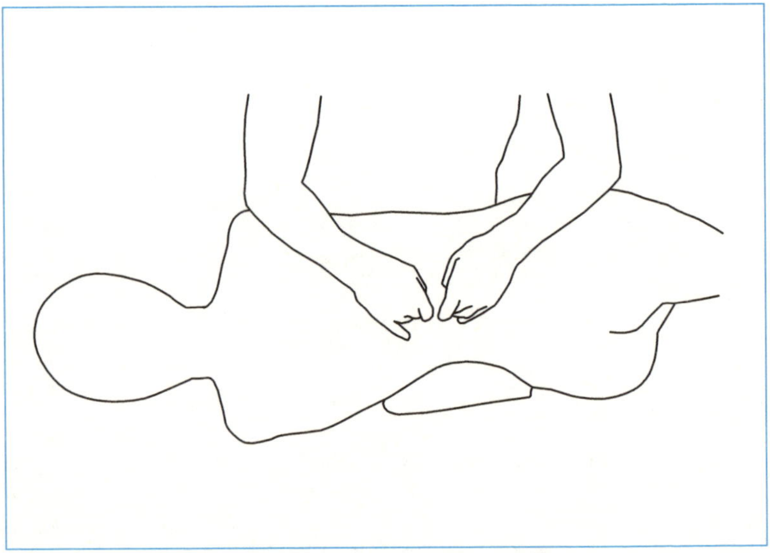

Abb. 20: Mobilisierendes Aufdehnen am Übergang von der Brust- zur Lendenwirbelsäule in Seitenlage (auch als Dehnung der Rückenmuskulatur einsetzbar).

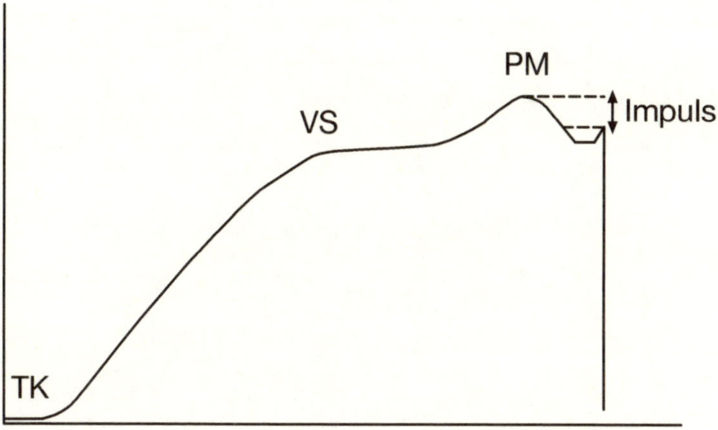

Abb. 21: Kraft-, Weg- und Zeitverhältnisse bei einer gezielten Manipulation an der Wirbelsäule. Diese Abbildung zeigt die geringe Größe eines optimal eingesetzten Impulses im Verhältnis zu den anderen Komponenten (TK = Tiefenkontakt, VS = Vorspannung, PM = diagnostische Probemobilisation).

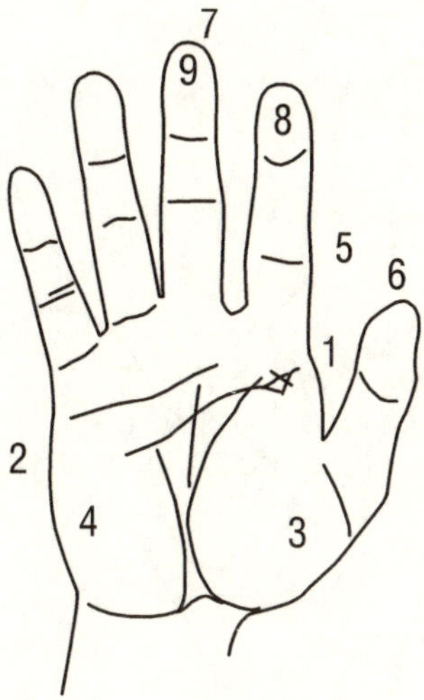

1 = Radialkante
2 = Ulnarkante
3 = Thenar
4 = Hypothenar
5 = Zeigefingerradialkante
6 = Daumenkuppe
7 = Mittelfingerkuppe
8 = Beugeseite der Zeigefinger-endphalanx
9 = Beugeseite der Mittelfinger-endphalanx

Abb. 22: Die Teile der Hand, die bei einer manuellen Mobilisations- oder Manipulationsbehandlung eingesetzt werden.

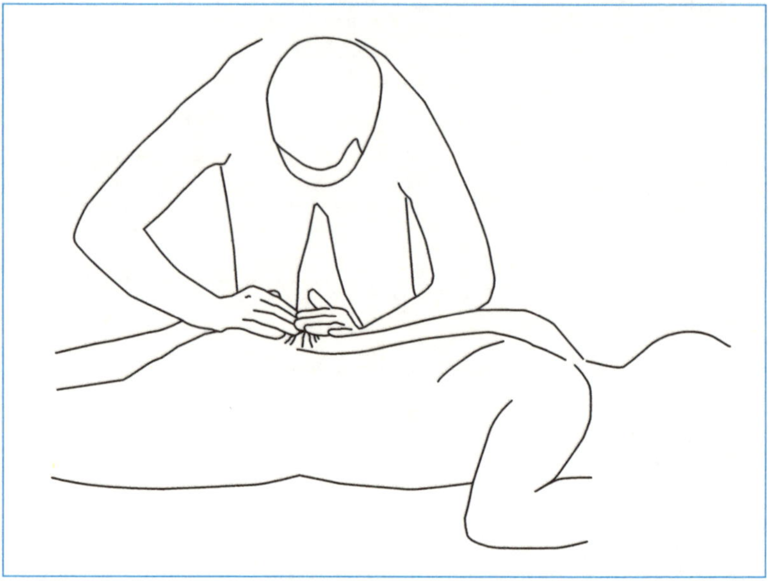

Abb. 23: Gegenläufige Manipulationsbehandlung am Kreuzdarmbeingelenk (hier Kreuzbein nach oben und Darmbein nach unten).

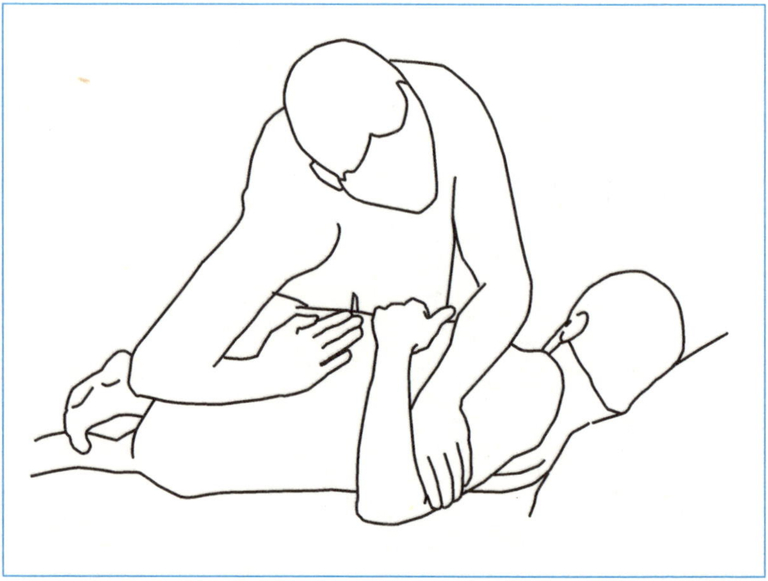

Abb. 24: Manipulationsbehandlung an der Lendenwirbelsäule mit guter Verriegelung der Umgebung.

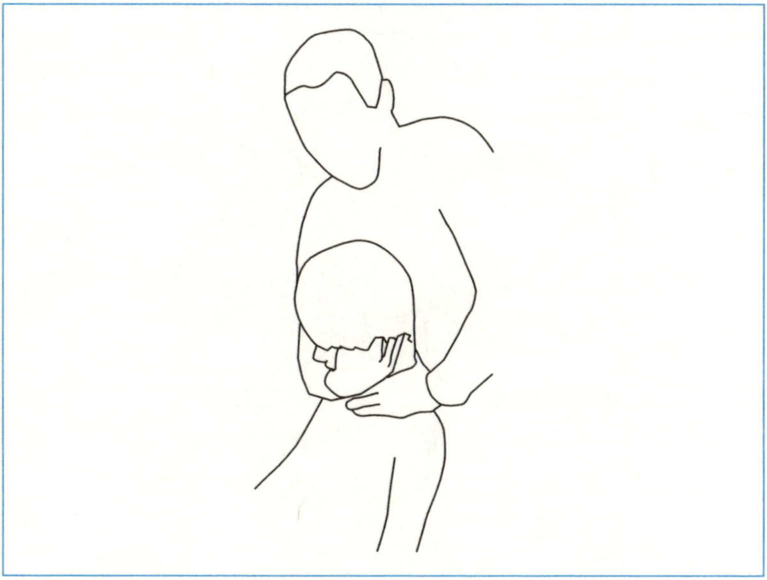

Abb. 25: Manipulation an der Halswirbelsäule an einer entspannt gelagerten Patientin.

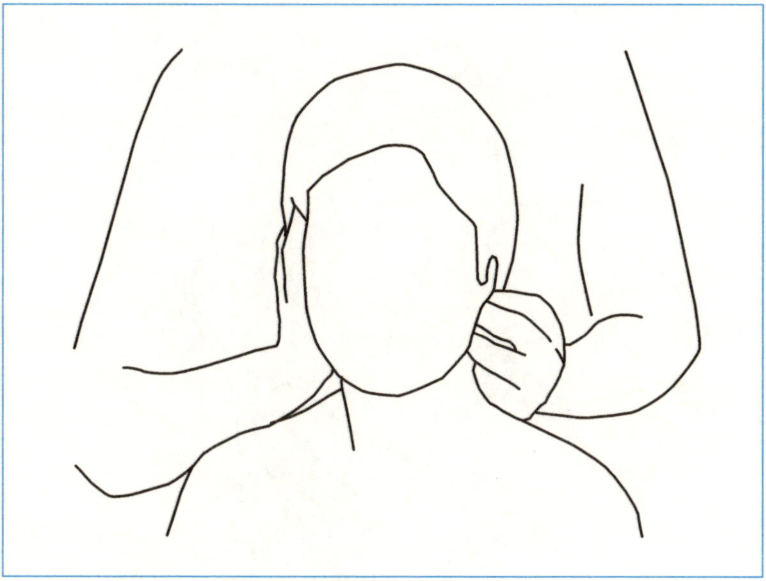

Abb. 26: Kopfgelenkmanipulation mittels Atlastherapie.

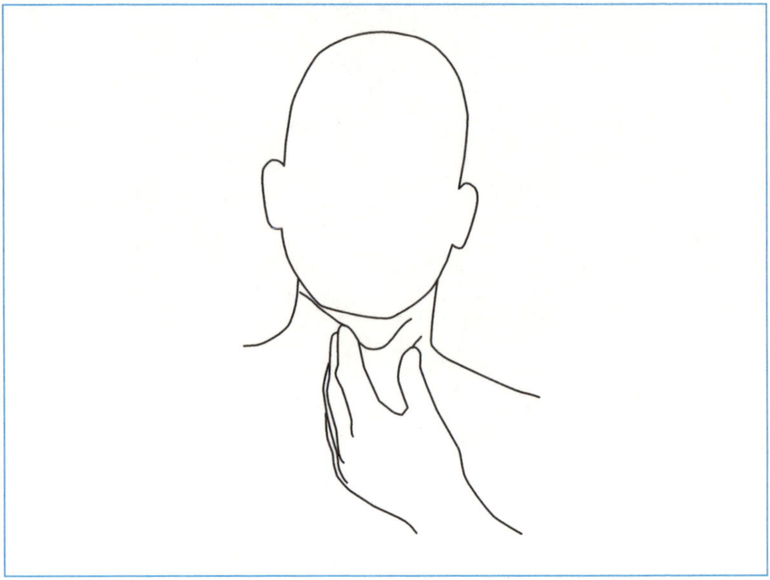

Abb. 27: Entspannende Dehnung der vorderen Halsmuskulatur über Kehlkopfmobilisation.

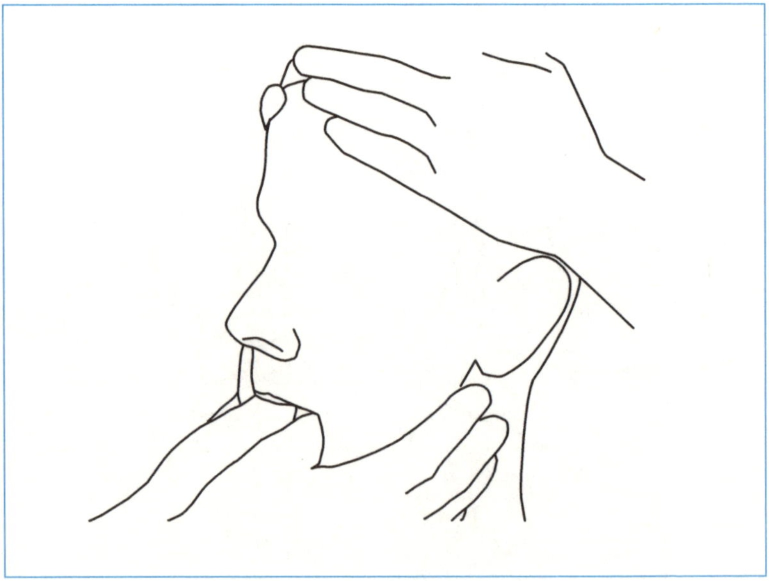

Abb. 28: Manuelle Behandlung der Kiefergelenke vom Mund aus.

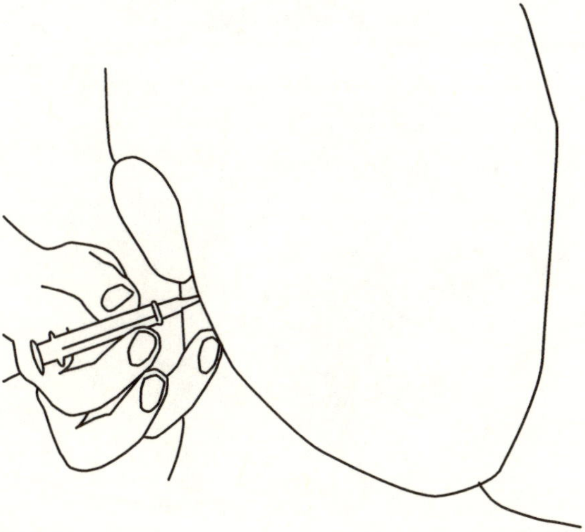

Abb. 29: Nach einer Manipulation zur Verhinderung des Wiederauftretens einer Blockierung durchgeführte therapeutische Lokalanästhesie am Querfortsatz des ersten Halswirbels.

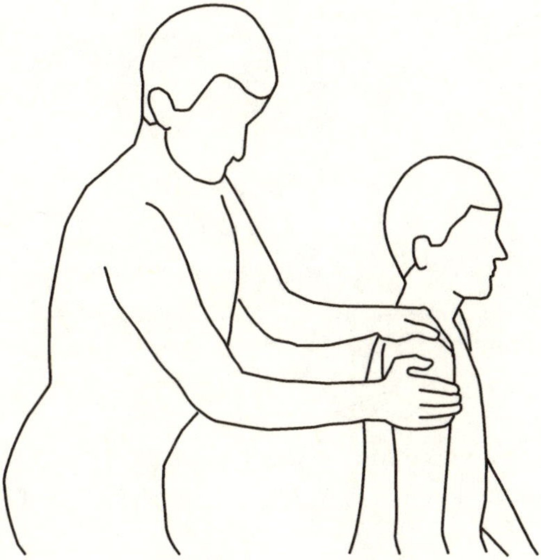

Abb. 30: Manuelle Behandlung eines Schultergelenkes mit Kapsel- und Muskeldehnung, hier Schub nach vorn.

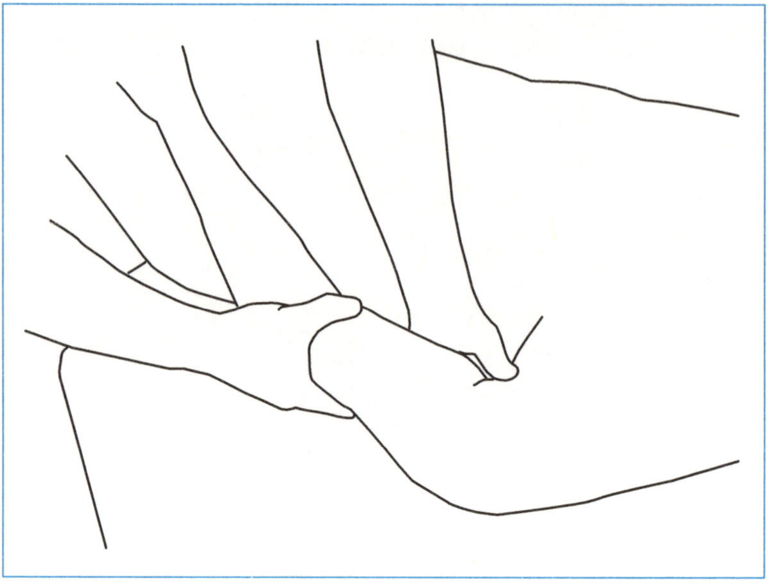

Abb. 31: Manuelle Behandlung eines Schultergelenkes mit Kapsel- und Muskeldehnung, hier Zug zur Seite.

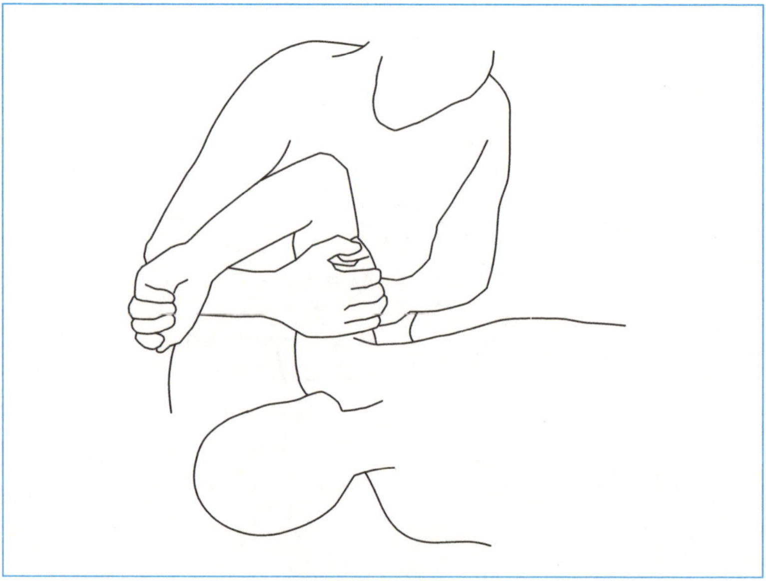

Abb. 32: Manuelle Behandlung eines Schultergelenkes mit Kapsel- und Muskeldehnung, hier Kombination von Zug zur Seite mit Schub nach hinten.

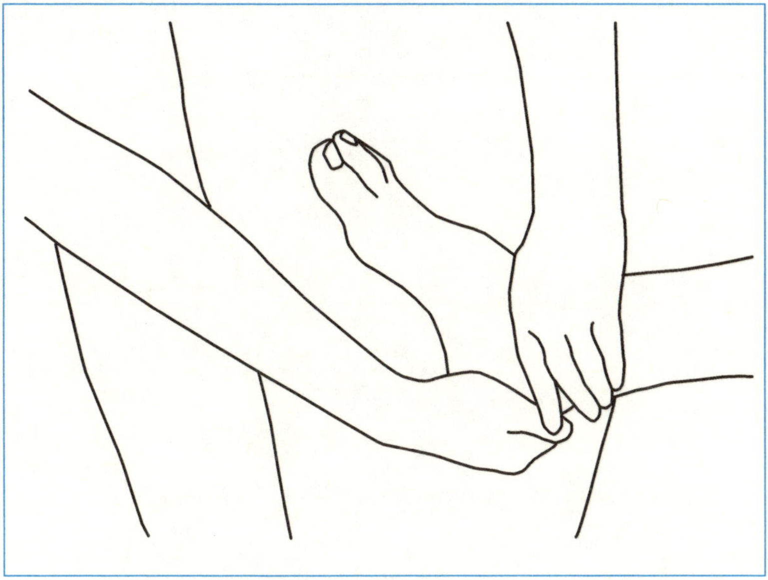

Abb. 33: Mobilisierende Behandlung (Gleiten nach vorn) an einem Fußgelenk.

Kapitel 6:

Bei welchen Krankheitsbildern ist die Anwendung manualmedizinischer Behandlungen sinnvoll?

Wenn es auch meist Schmerzen oder Behinderungen an den Bewegungsorganen sind, welche die Patienten zu einem manualmedizinisch tätigen Arzt führen, so sind es doch immer wieder auch Beschwerden, deren Ursache man zunächst an den inneren Organen gesucht hat.

Da nach der neuen Weiterbildungsordnung für Ärzte die Bereichsbezeichnung Manuelle Medizin/Chirotherapie an eine Facharztanerkennung gebunden ist, werden die Krankheitsbilder bei denen der Einsatz manualmedizinischer Methoden sinnvoll erscheint, nach den einzelnen Fachgebieten geordnet. Das entbindet den behandelnden Arzt aber trotzdem nicht von der Notwendigkeit im Rahmen der Ganzheitssicht, auch die anderen Gebiete mit zu berücksichtigen. Wenn beispielsweise ein Orthopäde bei der Behandlung an einem Kreuzdarmbeingelenk bei einer Frau Anzeichen für eine auslösende Unterleibserkrankung findet, wird er selbstverständlich einen Frauenarzt einschalten. Dabei ist zu bedenken, dass der als Hausarzt tätige Facharzt für Allgemeinmedizin oder Internist mit guter manualmedizinischer Ausbildung einen großen Teil der Beschwerden aus den einzelnen anderen medizinischen Gebieten auch selbst mitbehandelt.

Gerade der manualmedizinisch weitergebildete und als Hausarzt tätige Allgemeinarzt muss auf die entstehenden oder bereits entstandenen Verbindungen nicht nur zwischen den einzelnen Teilen des Bewegungssystems, sondern auch auf die Zusammenhänge mit anderen Organsystemen und der Psyche achten. Wenn es sich um komplexe Störungen des Bewegungssystems handelt, wird er seine Patienten an einen manualmedizinisch weitergebildeten Orthopäden überweisen.

An den Bewegungsorganen sind es vor allem wieder Beschwerden, die in der Wirbelsäule lokalisiert werden, oder Schmerzen, die vom Rücken oder vom Nacken ausstrahlen. Aber auch diese haben nicht immer ihren Ursprung an der Wirbelsäule, es können Wechselwirkungen zwischen inneren Organen und der Wirbelsäule, psychische Störungen, Störungen an den Gelenken von Armen und Beinen, Störungen der Statik oder muskuläre Fehl- oder Überlastungen die eigentliche Ursache sein. Natürlich wird der Arzt vor der Anwendung oder Verordnung manualmedizinischer Techniken klären, ob als Gegenanzeigen bezeichnete Krankheiten vorliegen.

Im Folgenden werden jetzt einige spezielle Krankheitsbilder und die dann anzuwendenden manualmedizinischen Maßnahmen dargestellt. Im Bereich des Stammskeletts sind es vor allem solche Störungen, die von der Wirbelsäule einschließlich der Kopfgelenke und der Kreuz-Darmbeingelenke ausgehen.

Kopfschmerzen

Viele Patienten suchen einen manualmedizinisch tätigen Arzt wegen Kopfschmerzen auf, die schon länger bestehen und auf einfache Schmerz- oder Rheumamittel nur vorübergehend reagieren. Kopfschmerzen, die vom Nacken über den Hinterkopf zur Schädelhöhe, zu den Schläfen oder bis über die Augen ziehen, lassen den Manualmediziner an Beschwerden denken, die von der Halswirbelsäule ausgehen.

Die Halswirbelsäule als Ursache

Eine solche Schmerzausbreitung, die typisch ist für eine halswirbelbedingte Ursache, zeigt die Abbildung 34. Für einen Zusammenhang mit der Halswirbelsäule spricht unter anderem auch eine Haltungs- und Lageabhängigkeit der Schmerzintensität und die Abhängigkeit von Faktoren, welche die Muskelanspannung verstärken, wie zum Beispiel körperlicher oder seelischer Stress oder eine Zwangshaltung an einem nicht optimal gestalteten Computerarbeitsplatz. Ein Wechsel in der Beschwerdeintensität bei Lage- und Haltungswechsel spricht ebenfalls mehr für eine Auslösung von der Halswirbelsäule als ein gleich bleibender Schmerz.

Bei einem gleich bleibenden Schmerz haben die Beschwerden meist andere Ursachen. Das gilt genauso für akut aufgetretene heftige Nackenhinterkopfschmerzen mit häufig schwerwiegenden Ursachen, die unbedingt genau geklärt werden müssen, da bei ihnen oft eine dringliche fachärztliche ambulante oder sogar stationäre Untersuchung beziehungsweise Behandlung erforderlich ist. Da kann es sich sogar um so schwerwiegende Erkrankungen wie eine Hirnhautentzündung, eine seltene Gürtelrose im Kopfbereich oder einen drohenden oder sich bereits direkt anbahnenden Schlaganfall handeln.

Ebenso weisen Unfälle in der Vorgeschichte, besonders Distorsionsverletzungen der Halswirbelsäule (ein leichtes Halswirbelsäulen-Schleudertrauma oder eine leichte Gehirnerschütterung), auf einen Zusammenhang zwischen den Kopfschmerzen und einer funktionellen Störung der Halswirbelsäule (Blockierung oder Hypermobilität) hin. Beim halswirbelbedingten Kopfschmerz tritt bei längerem Verlauf auch meist ein Seitenwechsel der Beschwerden ein. Beim häufigen, so genannten Spannungskopfschmerz entstehen über die muskuläre Verspannung im Nacken-Hinterhaupt-Bereich oft begleitende Blockierungen, die den ursprünglichen Kopfschmerz deutlich verstärken. In diesen Fällen kann man genauso wie beim rein von der Halswirbelsäule ausgehenden Kopfschmerz mit einer manuellen Behandlung einen guten Erfolg erzielen. Meist liegen die Ursachen dieser Art von Kopfschmerzen im Bereich der oberen Halswirbelsäule und der Kopfgelenke, selten im Bereich der unteren Halswirbelsäule.

Beteiligung der Brustwirbelsäule

Die obere Brustwirbelsäule ist oft beteiligt, ohne dass der Patient dort Beschwerden empfindet. Immer wieder klagen die Patienten dabei über Schwindelerscheinungen, die anfallweise und bewegungsabhängig auftreten. Tritt ein Schwindel ohne Bewegungsabhängigkeit auf, muss man in erster Linie an mögliche Gegenanzeigen denken, die zunächst ausgeschlossen werden müssen. Um dem Arzt bei der Aufklärung der Schwindelursache zu helfen, ist es wichtig, dass die Patienten ihm mitteilen, ob sie mehr das Gefühl haben, dass es sich um sie drehe, oder ob sie das Gefühl haben, dass ihre Umgebung schwanke. Ein Schwankschwindel spricht mehr gegen die Wirbelsäule oder die Kopfgelenke als auslösenden Faktor. Die Patienten geben mitunter auch an, dass der Schwindel von der Körperhaltung oder von der Lagerung abhängig sei. Letzteres spricht allerdings für einen Zusammenhang mit der Wirbelsäule. Der wirbelsäulenbedingte Schwindel wird durch Reize aus den Kopfgelenken ausgelöst, die nervliche Verbindungen zu dem Kerngebiet des Gleichgewichtsnerven haben.

Zusätzliche Schmerzen am Schulterblatt

Häufig empfinden die betroffenen Patienten auch einen Schmerz am oberen mittleren Rand des Schulterblattes, der durch eine schmerzhafte Verspannung und oft auch schon eine Verkürzung des Schulterblatthebermuskels entsteht. Dieser muss dann ebenso wie die obere Brustwirbelsäule in die Behandlung einbezogen werden. Das kann dann je nach Lage des Falles besser durch eine manuelle Muskeldehnung, durch Ultraschallanwendungen oder eine Einspritzung in den schmerzhaft verhärteten Ansatz des Muskels erfolgen. Wenn die Schmerzen ihren Ursprung im Bereich der Kopfgelenke haben, ist die vom Patienten gespürte Bewegungseinschränkung meist nicht sehr stark ausgeprägt. Bei Bewegungen in die Endgrade der möglichen Bewegung hinein spüren die Patienten aber in diesem Bereich den zusätzlichen Bewegungsschmerz im Ursprungsort. Nicht nur Manipulation und Mobilisation, sondern auch die Anwendung verschiedener Druckpunkttherapien und der muskulären Entspannungstechniken im Hinterhauptsbereich bringen hierbei meist erstaunliche Erfolge.

Beteiligung der Kiefergelenke

Ein ähnliches Schmerzgeschehen entsteht, wenn die Kiefergelenke beteiligt sind. Dabei ist es aus der Schmerzschilderung der Patienten nur schwer zu unterscheiden, ob das Geschehen primär von den Kiefergelenken ausging oder ob die Kiefergelenke (sekundär) über eine Störung der muskulären Balance zwischen den (blockierungsbedingt) verspannten Nackenmuskeln und den Muskeln an der Vorderseite des Halses beteiligt sind. Da der Schmerz bei Beteiligung der Kiefergelenke oft nur sehr schwer von dem Schmerz bei einer Störung im Bereich der oberen Halswirbelsäule zu unterscheiden ist, muss der Behandler dies durch Überprüfen der Kiefergelenksfunktion entscheiden. Einen Hinweis gibt der Patient häufig dadurch, dass er über einen vom Nacken zum Ohr ausstrahlenden Schmerz klagt. Das Kiefergelenk liegt direkt vor dem Gehörgang, weshalb die Patienten den Schmerz meist dort lokalisieren. Die Untersuchung der Kiefergelenksfunktion wird deshalb am besten vom Eingang des Gehörganges aus durchgeführt. Dort ist die Bewegung des Kiefergelenkes am besten zu tasten. Wenn dabei schon ein deutliches Reiben im Gelenk tastbar ist oder die Patienten schon beim einfachen Kauen Schmerzen im Bereich der Kiefergelenke empfinden, muss man leider davon ausgehen, dass schon stärkere, nicht mehr vollständig rückgängig zu machende Veränderungen vorliegen.

Wenn die Ursache direkt im Kiefergelenk liegt, ist oft eine Verlagerung im Bereich der Knorpelscheibe (Diskus) innerhalb des Gelenks die Ursache. Außerdem besteht durch die damit verbundene Verspannung der Kaumuskulatur auch eine Neigung zum Zähneknirschen und wegen der Beteiligung der vorderen Halsmuskulatur ein Kloßgefühl. Bei einem solchen Kloßgefühl wird deshalb nicht nur eine gezielte Mobilisation der Kiefergelenke durchgeführt, sondern auch eine vorsichtig entspannende Dehnung der vorderen Halsmuskulatur über die passiven Bewegungen des Kehlkopfes. Patienten, die von einer solchen Störung betroffen sind, klagen häufig auch darüber, dass sich ihre Stimme etwas heiser anhöre und sie nicht mehr so lange wie vorher an einem Stück sprechen oder singen könnten. Das beruht darauf, dass die verspannte vordere Halsmuskulatur den Kehlkopf nach hinten gegen die Speiseröhre drückt und am freien Schwingen hindert. Wenn die vordere Halsmuskulatur dann vorsichtig gedehnt wird, ist die Bewegung des Kehlkopfes nicht mehr behindert und die Patienten können wieder so lange sprechen und singen wie zuvor. Die vorsichtigen Dehnübungen für die vordere Halsmuskulatur können den Patienten auch gut als Eigenübungen gezeigt werden. Der Patient kann das ganz einfach dadurch tun, dass er seine Finger auf einer Seite zu einem leichten Gegenhalt am Kehlkopf anlegt und dann den Kopf zu dieser Seite hin dreht.

Wenn eine Beteiligung der Kiefergelenke vorliegt, wird ein guter Manualmediziner diese in seine Behandlung einbeziehen und gegebenenfalls durch einen kieferorthopädisch versierten Zahnarzt die Ursache abklären lassen. Als Behandlung kommen in erster Linie Mobilisationen der Kiefergelenke in Frage. Anschließend muss aber die Ursache der Kiefergelenksprobleme gefunden und diese dann behandelt werden. Sonst kehren die Beschwerden bald wieder. Manchmal wird das Ganze durch ein Inlay, das nur um Bruchteile eines Millimeters über die Kaufläche der Nachbarzähne herausragt, oder durch eine entsprechende Zahnkrone verursacht. Auf den ersten Blick ist nicht immer zu entscheiden, ob die Kiefergelenksprobleme in der Folge zu Halswirbelsäulenbeschwerden oder ob Halswirbelblockierungen zu Kiefergelenksbeschwerden geführt haben. Es müssen gegebenenfalls ohnehin beide Pole des Geschehens (Halswirbelsäule und Kiefergelenk) behandelt werden.

Psychische Ursachen

Die Ursache für die Beschwerden könnte auch in der Psyche liegen. Denken wir an die Patienten, die ihren Stress durch Zähneknirschen während des Schlafes unterbewusst verarbeiten. In diesen Fällen würde man neben manuellen Deblockierungen eine begleitende Verhaltenstherapie durchführen und eine nachts zu tragende Aufbissschiene verordnen. Auch hier gibt es also Wechselwirkungen!

Migräne

Hinsichtlich der vielen von Migräne geplagten Menschen sei erwähnt, dass der tschechische Manualmediziner Karel Lewit berichtet, »dass beinahe alles, was für den zervikokranialen (also den von der Halswirbelsäule ausgehenden) Kopfschmerz als charakteristisch bezeichnet wurde, auch für die Migräne gilt«. Es gibt auch seltene Fälle von einseitigen Kopfschmerzen mit Übelkeit und Erbrechen, also den Symptomen einer echten Migräne, die dann nach ein oder zwei gezielten Manipulationen für lange Zeit aufhören. Leider sind diese Fälle aber selten.

Tinnitus

Ein weiteres Beschwerdebild, das verzweifelte Patienten immer wieder zum Manualmediziner führt, ist der Tinnitus. Diese von ihren Ohrgeräuschen geplagten Patienten haben häufig schon eine wahre Odyssee von Arzt zu Arzt hinter sich und wenden sich dann in ihrer Not schließlich an einen Manualmediziner. Es sind auch eine Reihe spektakulärer Einzelfälle erfolgreicher Behandlungen bekannt. Aber ein Manualmediziner, der sich selbst gegenüber ehrlich ist, wird gestehen, dass es ihm trotz solcher Erfolge in Einzelfällen in der Mehrzahl der Fälle mit chronischem Tinnitus auch in der Kombination mit anderen Therapieverfahren (beispielsweise Neuraltherapie) nicht gelingt, länger anhaltende Erfolge zu erzielen. Bei einem erst seit kurzem bestehenden Tinnitus lassen sich dagegen viel häufiger sehr gute Besserungen erreichen.

Die Behandlung bei Kopfschmerzen

Die Behandlung in allen Fällen besteht zunächst in einer Lösung der festgestellten Blockierungen und anschließend gegebenenfalls in der Wiederherstellung des muskulären Gleichgewichtes durch eine gezielte Krankengymnastik, durch muskuläres Aufbautraining und durch Vermeidung von beschwerdeverstärkenden Körperhaltungen wie etwa lange anhaltende Kopfvorneigung oder starke Kopfrückneigung. Dazu kommen die bereits erwähnten Muskeldehnungen oder lokalen Einspritzungen in Muskelansätze oder in die Gelenkkapseln der betroffenen Wirbelgelenke, um ein schnelles Wiederkehren der Schmerzen zu verhindern. Dadurch werden die Schadensmelder (Nozizeptoren) an ihrer Tätigkeit gehindert. Wenn die Ursache für die Blockierung in überbeweglichen Segmenten der Halswirbelsäule lag und der Einsatz einer stabilisierenden Krankengymnastik selbst dann keinen Erfolg bringt, wenn der Patient aktiv mitwirkt, ist der Einsatz der im vorangegangenen Kapitel erläuterten Prolotherapie zu überlegen. Man muss dabei allerdings beachten, dass die genannten Wirbelblockierungen nicht immer ihren direkten Ursprung in der Halswirbelsäule oder den Kopfgelenken selbst haben. Die Ursachen können weit davon entfernt liegen. Deshalb wird ein guter Manualmediziner immer alle in Frage kommenden Möglichkeiten prüfen. Es wurden Fälle beschrieben, in denen die endgültige Beschwerdefreiheit erst nach dem Ausgleich einer Beinlängendifferenz oder durch eine orthopädische Schuhzurichtung erzielt werden konnte.

Auch Fehlhaltungen am Arbeitsplatz oder Fehlbelastungen beim Sport können die Ursache dafür sein, dass die Schmerzen nach zunächst erfolgreicher Behandlung bald wieder auftreten. Selbst sehr weit entfernt liegende Blockierungen wie etwa am Kreuz-Darmbeingelenk können die letztendlich auslösende Ursache für Kopfschmerzen sein. Diese Dinge müssen im Gesamtkonzept der Anwendung manualmedizinischer Methoden immer berücksichtigt werden. Insofern wird der Manualmediziner immer wieder darauf angewiesen sein, den ganzen Menschen zu betrachten. Einmalige Behandlungen nur einer einzelnen

Blockierung kommen vor allem beim Auftreten direkt nach Fehlbelastungen oder »falschen Bewegungen« in Frage.

Bewegungseinschränkungen

In einem anderen Fall suchen Patienten den Arzt mit Beschwerden auf, die eine stärkere Bewegungseinschränkung vor allem bei der Kopfdrehung, aber auch bei der Seitenneigung beinhalten. Außerdem klagen diese Patienten in der Regel über Taubheitsgefühle in den Händen mit wechselnder Ausbreitung und Intensität sowie über in die Arme ausstrahlende Schmerzen. In diesen Fällen wird der Manualmediziner zunächst die Reflexe an den Armen, die Gefühlsempfindung und die Muskelkraft prüfen, um so eine durch einen Bandscheibenvorfall in der Halswirbelsäule bedingte Schmerzausbreitung (also ein echtes Wurzelreizsyndrom) auszuschließen. In diesem Fall kann keine Manipulations- oder Mobilisationsbehandlung vorgenommen werden. Druckpunkttherapien und sehr vorsichtig eingesetzte Muskelenergietechniken sind dagegen auch in diesen Fällen möglich. Wenn ein entsprechender Nervenwurzelschaden und weitere Gegenanzeigen ausgeschlossen wurden, ist bei festgestellten Blockierungen der Einsatz gezielter Manipulationen oder Mobilisationen angezeigt und in aller Regel auch erfolgreich.

Bewegungseinschränkungen im Bereich der Halswirbelsäule

Die Störungen bei diesen Schmerzen liegen in der Mehrzahl der Fälle in Höhe des 5. und 6. Halswirbels, seltener auch im Bereich des 4. oder 7. Halswirbels. Bei gleichzeitigen Schmerzen und Bewegungsstörungen im Schultergelenk kann auch die oberen Brustwirbelsäule (hier wieder besonders der 2. und 3. Brustwirbel) beteiligt sein. Gerade bei Schmerzen im Nacken-Schulter-Bereich, die in die Arme ausstrahlen, darf man nicht nur an die mittlere und untere Halswirbelsäule und die obere Brustwirbelsäule denken. Diese Beschwerden können ihren Ursprung auch aus einer Funktionsstörung der Gelenke zwischen der ersten oder der zweiten Rippe und der Brustwirbelsäule nehmen, die sich aber auch erst in der weiteren Folge zu den Störungen in der Wirbelsäule gesellen können. Der behandelnde Arzt wird das überprüfen und, wenn erforderlich, in die Behandlung einbeziehen. Zu den zunächst rein auf die Halswirbelsäule bezogenen Beschwerden gesellen sich aber in vielen Fällen auch Schmerzen durch die von einer Blockierung hervorgerufenen muskulären Verspannungen, die sich besonders an Muskelursprüngen und Muskelansätzen auswirken. Der Patient klagt dann über einen Tennis-

oder seltener einen Golfellenbogen oder über eine schmerzhafte Bewegungseinschränkung der Schulter, teilweise ebenso über Schmerzen in der Muskulatur um das Schulterblatt. Diese Erkrankungen können aber ihrerseits ebenso als Ursache wirken und von sich aus über die so genannten Muskelketten Blockierungen im Bereich der unteren Halswirbelsäule hervorrufen.

Bewegungseinschränkungen im Bereich der Brustwirbelsäule

Schmerzhafte Bewegungsstörungen der Schulter hängen allerdings oft mit Blockierungen im Bereich der oberen Brustwirbelsäule, besonders am 2. oder 3. Brustwirbel, zusammen. Ebenso können Blockierungen in den oberen (1. bis 3.) Rippenwirbelgelenken in den Arm hineinwirken. Neben Schulterschmerzen sind es Beschwerden wie beim Karpaltunnelsyndrom. Also auch hier gibt es Wechselwirkungen. Wenn diese Veränderungen aber längere Zeit nebeneinander bestehen, muss die Behandlung an beiden Polen des Geschehens ansetzen, da sonst der Behandlungserfolg nur von kurzer Dauer sein wird. Der nicht behandelte Anteil wird über die Muskelkette den behandelten erneut aktivieren.

Tennisellenbogen

Im Falle eines Tennisellenbogens, der mit einer Blockierung in der unteren Halswirbelsäule zusammenhängt, würde das bedeuten, dass bei Behandlung nur im Bereich des Ellenbogens die durch die Blockierung verspannte Muskulatur erneut zu den Beschwerden im Sinne einer Ursprungstendinose führen würde.

Die Ursprungstendinose

Eine Ursprungstendinose ist eine schmerzhafte Reaktion auf eine Dauerspannung am Ursprung des Muskels mit Knochenhautreizung. Fände die Behandlung nur an der Halswirbelsäule statt, würde die weiterbestehende Ursprungstendinose der Unterarmstrecker ihrerseits über die Muskelkette die Blockierung im Bereich der unteren Halswirbelsäule wieder auftreten lassen. Deshalb ist es unumgänglich, das Problem in einer Behandlungssitzung von beiden Enden her anzugehen.

Bei Beschwerden im Bereich des Brustkorbes muss man nicht nur an die Brustwirbelsäule, sondern auch an die Rippenwirbelgelenke denken. Die Beschwerdeschilderung der Patienten hilft in aller Regel bei der Unterscheidung nicht weiter. Da sowohl die Segmente der Brustwirbelsäule als auch die Gelenke zwischen den Rippen und der Wirbelsäule an allen Bewegungen des Brustkorbes einschließlich der Atembewegung beteiligt sind, wird aus beiden Strukturen im Wesentlichen das gleiche Beschwerdebild hervorgerufen. Die Patienten klagen über Schmerzen im Bereich der Wirbelsäule, über bewegungs- und belastungsabhängige Schmerzen, die sich je nach eingeschränkter Richtung bei der Ein- oder Ausatmung verstärken und über Schmerzen, die einseitig um den Brustkorb ausstrahlen. Es besteht die Gefahr, dass sie mit Nervenschmerzen zwischen den Rippen, der so genannten Intercostalneuralgie, die aus anderen Ursachen entstehen, verwechselt werden.

Schmerzen im Bereich der vorderen Brustwand

Viele Patienten empfinden Schmerzen im Bereich der vorderen Brustwand oder auch im Oberbauchbereich. Wenn diese Ausstrahlung um den Brustkorb aber des Öfteren die Seite wechselt, ist meist die Wirbelsäule der Ursprungsort. Gerade im Bereich des Brustkorbes muss aber der Zusammenhang mit den inneren Organen (Herz, Magen, Leber, Galle, Zwölffingerdarm, Lunge, Rippenfell) beachtet werden. Dabei kann es sich sowohl um Störungen handeln, die von den inneren Organen ausgehen, als auch um Organbeschwerden, die durch Blockierungen im Bereich der Wirbelsäule hervorgerufen werden. Dies ist ebenfalls keine Einbahnstraße. Einige Beispiele dafür seien hier genannt:

Herzbeschwerden

Immer wieder werden Patienten mit akuten Herzbeschwerden und Herzinfarktverdacht in Kliniken gebracht. Oft kann kein Herzinfarkt, wohl aber eine Störung in der Brustwirbelsäule nachgewiesen werden, nach deren Behandlung die Beschwerden abklingen. Bei diesen durch Störungen an den Bewegungsorganen ausgelösten Herzbeschwerden findet man die Ursache aber nicht nur an der Brustwirbelsäule selbst (meist im 5. Brustwirbel), sondern auch im Bereich der Gelenke der 6. Rippe links. Andererseits ist aber häufig die Brustwirbelsäule bei einem Infarkt sekundär beteiligt und verstärkt die Beschwerden auch in der Phase nach dem akuten Ereignis. Dann darf nicht die teilweise Besserung durch eine manuelle Therapie dazu verleiten, eine Wirbelsäulenstörung als Ursache anzunehmen. Das könnte für den Patienten tragische Folgen haben. Gerade beim Herzinfarkt kann es aber nicht nur zu einer Beteiligung der Wirbelsäule, sondern auch zu Schulterbeschwerden kommen, die teilweise mit einer schmerzhaften Bewegungseinschränkung einhergehen.

Oberbauchbeschwerden

Das Gleiche gilt für Oberbauchbeschwerden, die einerseits von der Wirbelsäule ausgehen können, andererseits aber beispielsweise bei einem Zwölffingerdarmgeschwür zu einer Wirbelsäulenbeteiligung mit Verstärkung der Bauchbeschwerden führen können. Dann darf die vorübergehende Besserung durch eine manuelle Therapie nicht über die Natur des Grundleidens hinwegtäuschen und eine notwendige Behandlung des Grundleidens hinauszögern oder gar verhindern. In einer großen Untersuchung hat sich die Arbeitsgemeinschaft für Manuelle Medizin nach Dr. Karl Sell an der Universität Graz mit der Frage des Zusammenhanges zwischen Oberbauchschmerzen nach Gallenblasenoperationen und der Wirbelsäule befasst. Dabei stellten Prof. Dr. Rudolf Lackner und Oberarzt Dr. Heinz Mengemann fest, dass in den Fällen, in denen keine andere fassbare Ursache festzustellen war, eine Blockierung in Höhe des 10. Brustwirbels auf der rechten Seite bestand. Sie hatte sich schon vor der Operation im Verlaufe des Gallenblasenleidens gebildet, wurde aber wegen der gleichzeitig bestehenden Oberbauchbeschwerden von den Chirurgen nicht erkannt. Nach erfolgreicher Behandlung derselben war auch der Oberbauchschmerz beseitigt. Das wird dadurch erklärt, dass sich diese Wirbelblockierung als so genannte Begleitblockierung während eines lange bestehenden Gallenblasenleidens eingestellt hat. Dadurch, dass sie schon so lange bestand, entwickelte sie sozusagen ein Eigenleben und ließ die Beschwerden auch nach eigentlich erfolgreicher Operation an der Gallenblase weiterbestehen.

Begleitblockierungen

Der Neurologe Udo Derbolowsky schrieb dazu, dass die als eine solche Begleitblockierung entstandene funktionelle Störung an der Wirbelsäule sich verselbständigt, gewissermaßen aus dem ursprünglichen Krankheitsbild »ausklinkt«. Deshalb muss sie dann auch nach erfolgreicher Behandlung eines auslösenden Grundleidens noch separat behandelt werden, da sonst auch die Organbeschwerden noch bestehen bleiben. Eine eben beginnende Organerkrankung oder auch nur eine Neigung dazu kann für den Patienten frühzeitig bemerkbar werden, wenn eine Wirbel- oder Rippenwirbelgelenksblockierung in einem dazugehörigen Segment hinzukommt. Der Bühler Orthopäde Heinz-Dieter Neumann schreibt in seinem Einführungsbuch für Manuelle Medizin, dass bei einer unterschwelligen Neigung zu Herzrhythmusstörungen eine Blockierung im Bereich des Hals-Brust-Überganges oder in den oberen Rippenwirbelgelenken dazu führen kann, dass der

Patient dann unter derartigen Störungen leidet. Also wird der Manualmediziner bei wiederkehrenden Blockierungen immer auch die inneren Organe in seine Überlegungen einbeziehen, die mit der betroffenen Segmenthöhe in Zusammenhang stehen. Gerade wenn eine Blockierung immer in derselben Höhe wieder kommt, muss man daran denken. Oftmals wird dann vorschnell vermutet, dass eine Bänderschwäche mit Überbeweglichkeit oder eine psychogene Störung vorliegt. Blockierungen, die tatsächlich auf einer Bänderschwäche beruhen oder psychosomatisch bedingt sind, zeichnen sich dagegen durch wechselnde Lokalisation und durch gleichzeitig in mehreren Wirbelsäulenabschnitten vorhandene Störungen aus.

Zusammenhänge zwischen Wirbelsäule und inneren Organen

Alle manualmedizinischen Schulen sehen diese Zusammenhänge zwischen Wirbelsäule und inneren Organen und stellen diese oft auf Schaubildern zusammen. Da sich diese Schaubilder nicht immer decken, finden Sie die am meisten genannten Zusammenhänge zwischen Wirbelsäule und inneren Organen in der nachfolgenden Tabelle. Dabei werden Sie sehen, dass sich durchaus Überschneidungen ergeben. So wird deutlich, dass dies nicht nur für die Hals- und Brustwirbelsäule gilt. Wir sehen diese Zusammenhänge genauso für die Lendenwirbelsäule (beispielsweise mit Nierenleiden) oder für die Kreuzdarmbeingelenke (beispielsweise für Prostata- und Enddarmerkrankungen).

Zuordnung von Organerkrankungen und funktionellen Organbeschwerden sowie Schmerzlokalisationen zu den einzelnen Wirbelsäulenabschnitten:

Kopfgelenke und obere Halswirbelsäule:
Hirn, Augen, oberer Kopfteil, Ohren, oberer Nacken, Nasenhöhle, Zähne und Wangen.

Mittlere und untere Halswirbelsäule:
Augen, Nase, Zähne, Kiefergelenke, Gaumen, äußerer Gehörgang, Kehlkopf, Zwerchfell, hintere und seitliche Halsmuskeln, oberer Teil der Arme.

Obere Brustwirbelsäule:
Herz (Rhythmusstörungen), Lunge, Rippenfell, Schulter, Armmuskeln, Schulterbein, Schlüsselbein, Unterarm und Handmuskeln, obere Rippen.

Mittlere Brustwirbelsäule:
Herz (Engegefühl, Schmerz), Speiseröhre, Rachen, untere Lungenpartie, Leber, Mund- und Magenschleimhäute, Zwerchfell, Bauchspeicheldrüse.

Untere Brustwirbelsäule:
Magen, Zwölffingerdarm, Gallenblase, Milz großes Netz, Nebennieren, Augenlider.

Obere und mittlere Lendenwirbelsäule:
Nieren, Dünndarm, Dickdarm, Bauchfell, Harnleiter, vordere Beinmuskeln, Knie.

Untere Lendenwirbelsäule und Kreuzdarmbeingelenke:
Blase, Eierstöcke, Gebärmutter, Scheide, Prostata, Hoden, Dickdarm, Mastdarm, Gesäßmuskulatur, hinterer Ober- und Unterschenkel.

Beispiele für diese Zusammenhänge

Zwei Beispiele sollen die Bedeutung der Zusammenhänge zwischen inneren Organerkrankungen und der Wirbelsäule erhellen. In beiden Fällen hätte eine weitere Verzögerung der Aufklärung des Zusammenhanges durchaus tragische Folgen haben können.

Erstes Beispiel
Im ersten Fall handelt es sich um eine 52-jährige Frau, die sich bereits in der Menopause befand. Sie klagte über starke Schmerzen im mittleren Rücken. Ihr behandelnder Internist hatte Blut- und Urinuntersuchungen veranlasst. Diese hatten nichts ergeben. Daraufhin überwies er die Patientin zu einem Orthopäden, der eine Blockierung des 1. Lendenwirbels feststellte. Er fertigte eine Röntgenaufnahme an, die altersentsprechend normale Verhältnisse zeigte. Auch die orientierende neurologische Untersuchung ergab keinen Hinweis auf Gegenanzeigen. Daraufhin führte er die manuelle Deblockierung am 1. Lendenwirbel durch, die zunächst auch er-

folgreich war. Am nächsten Tag kam die Patientin aber mit den gleichen Beschwerden wieder. Die erneute Blut- und Urinuntersuchung ergab wiederum keinen krankhaften Befund. Weitere Deblockierungen brachten ebenfalls nur sehr kurzfristige Erfolge. Da sich keine Zeichen für eine Überbeweglichkeit fanden, ging der behandelnde Orthopäde davon aus, dass es ihm aus Gründen einer nicht ausreichenden technischen Fertigkeit nicht gelänge, die Blockierung nachhaltig zu lösen. Er stellte die Patientin dem Chefarzt einer konservativ-orthopädischen Klinik vor, der zunächst das Gleiche erlebte. Daraufhin dachte dieser an einen Zusammenhang mit der Niere und ließ täglich eine Urinuntersuchung durchführen, die nach drei Tagen einen positiven Nachweis von Blut im Urin erbrachte. Die dann durchgeführten zusätzlichen radiologischen Untersuchungen zeigten eine noch gut operable, noch nicht metastasierte Geschwulstbildung an der Niere, deren anschließende rechtzeitige Operation der Patientin vermutlich das Leben rettete.

Zweites Beispiel

Im zweiten Fall handelt es sich um einen 44-jährigen Mann, der wegen Herzbeschwerden seinen Internisten aufsuchte. Dieser konnte am Herzen keine organischen Veränderungen feststellen. Da der Patient auch über Schmerzen in der Brustwirbelsäule klagte, überwies er ihn an einen manualmedizinisch versierten Orthopäden. Der fand eine Blockierung des 5. Brustwirbels, die sich nach Ausschluss von Gegenanzeigen auch gut lösen ließ. Nach einer Woche suchte ihn der Patient wieder mit den gleichen Beschwerden auf. Da es sich in diesem Fall schon um eine lange Leidensgeschichte handelte, ging er davon aus, dass die schon lange bestehende Blockierung bei der ersten kleinen Falschbewegung wieder aufgetreten war. Damit das nicht wieder passierte, setzte er nach der erneuten manuellen Deblockierung eine therapeutische Lokalanästhesie am betroffenen Wirbelgelenk ein, um die Nozizeptoren (Schadensmelder) vorübergehend auszuschalten. Diesmal hielt der Erfolg zwei Wochen an. Eine erneute Vorstellung beim Internisten ergab keine neuen Anhaltspunkte. Wegen der ihn quälenden Schmerzen suchte der Patient dann einen Neurochirurgen auf, der die Schmerzrezeptoren im Wirbelgelenk operativ ausschaltete. Trotzdem traten die Schmerzen nach einigen Monaten wieder auf. Der Patient ließ sich später dann noch in den USA in der Mayo-Klinik und in Deutschland in der Deutschen Klinik für Diagnostik in Wiesbaden untersuchen. Beide Stellen konnten ihm nicht weiterhelfen. Der zwischenzeitlich immer wieder eingeschaltete Orthopäde drängte mehrfach auf eine erneute Abklärung der Herzbeschwerden, obwohl nach den erfolgreichen Deblockierungen auch die Herzbeschwerden nachließen. Der Patient stellte sich letztendlich in der Herzklinik in München vor, wo auf Drängen des Patienten eine radiologische Darstellung der Herzgefäße durchgeführt wurde. Diese zeigte deutlich verengte Herzkranzgefäße. Nach der daraufhin durchgeführten Bypassoperation hatte der Patient keine Herz- und keine Wirbelsäulenbeschwerden mehr.

Diese beiden Fälle sollen zeigen, dass ein verantwortungsbewusster Manualmediziner diese Zusammenhänge genau klärt und sich nicht durch eine vorübergehende Besserung der Beschwerden blenden lässt.

Kreuzschmerzen

Besonders häufig sind funktionelle Störungen in den Segmenten der Lendenwirbelsäule und in den Kreuzdarmbeingelenken die Ursache für Kreuzschmerzen mit oder ohne Schmerzausstrahlungen in das Gesäß oder in die Beine und auch »Ameisenlaufen« an Beinen und Füßen sowie leichten Missempfindungen im Bereich der Beine. In diesen Fällen ist der Behandler (der Arzt oder Heilpraktiker) besonders verpflichtet, einen als Gegenanzeige geltenden Nervenwurzelschaden auszuschließen. Ein manualmedizinisch gut weitergebildeter Arzt wird das auch können.

Das pseudoradikuläre Syndrom

Bei einem Schmerzbild, das nicht auf einen Nervenwurzelschaden (so genanntes radikuläres Syndrom) zurückzuführen ist, spricht man wegen des ähnlich ausstrahlenden Schmerzcharakters von einem pseudoradikulären Syndrom. Dessen Ursachen können allerdings vielfältig sein. Sie können ihren Ursprung aus den Zwischenwirbelgelenken, dem Bandapparat der Wirbelsäule, einer Reibung zwischen den Dornfortsätzen der Wirbelsäule, letztlich auch aus einer bandscheibenbedingten Erkrankung oder einer über muskuläre Verspannung durch innere Organerkrankung hervorgerufenen Blockierung haben.

Eine Untersuchung aus dem Jahre 1983 an Patienten einer orthopädischen Rehabilitationsklinik hat gezeigt, dass die pseudoradikulären Syndrome mehr als 50 Prozent der blockierungsbedingten Schmerzen ausmachen. Der Arzt erkennt ein pseudoradikuläres Schmerzgeschehen bereits bei der Beschwerdeschilderung der Patienten daran, dass die geschilderten Missempfindungen und auch die Schmerzausbreitung sich nicht in einem Gebiet finden, das nur von einer Nervenwurzel versorgt wird, sondern dass es deutlich über die Grenzen dieses Versorgungsgebietes hinausgeht. Das wird damit erklärt, dass es sich im Gegensatz zu einem echten (radikulären) Wurzelreizsyndrom nicht um einen durch Druck auf eine einzelne Nervenwurzel entstandenen Schmerz handelt, der sich an das Versorgungsgebiet der betroffenen Wurzel hält. Ein pseudoradikuläres Syndrom entsteht dadurch, dass Rezeptoren (verschieden gestaltete Nervenendigungen) in den Kapsel-, Band- oder muskulären Strukturen oder an der Knochenhaut eines Bewegungssegmentes gereizt werden.

Diese Reize finden Eingänge in mehrere Rückenmarksetagen, die je nach ihrer Eingangssituation unterschiedlich reagieren. Damit entsteht der Reiz zwar nur in einem Bewegungssegment, wird aber von mehreren neurologischen Segmenten beantwortet. Beim pseudoradikulären Schmerz untersucht der Manualmediziner besonders auf eingetretene Verkettungen, da sich die Schmerzen häufig durch die Beteiligung der Muskeln, auch mit ihren Ursprüngen und Ansätzen, sowie den dadurch entstandenen sekundären Gelenkspielstörungen an Gelenken von Armen und Beinen erklären lassen. Der Untersucher muss sich natürlich darüber im Klaren sein, dass es auch viele andere Ursachen für pseudoradikuläre Schmerzen gibt, die sogar Gegenanzeigen für eine manuelle Behandlung darstellen können wie Entzündungen, Blutungen oder frische Weichteilverletzungen. Das gilt auch für Arthrosen der Zwischenwirbelgelenke, die als Gegenanzeigen gelten, wenn sie in einem aktivierten Stadium sind.

Diese Beschwerden können so weit gehen, dass die Patienten vor Schmerzen kaum gehen oder wegen starker Schmerzen beim Sitzen kaum Auto fahren können. Ebenso kann der Schlaf durch die Schmerzen gestört sein. Auch in diesem Bereich zeichnen sich die Beschwerden dadurch aus, dass ihre Intensität mit der Belastung und der Körperhaltung wechselt.

Die Behandlung im Lendenbereich

Bei der Behandlung im Lendenbereich ist wie in den anderen Wirbelsäulenabschnitten darauf zu achten, dass es bei der Lagerung und Einstellung der Patienten sowie schon bei der Spannungsaufnahme vor dem eigentlichen Impuls zu einer Entlastung von Bandscheibe und Wirbelgelenken kommt. Für die Bandscheibe wurde das bei einer Untersuchung nachgewiesen, bei der einem Probanden eine Messsonde in die 3. Lendenbandscheibe eingesetzt worden war und 30 Stunden lang der Druck in dieser Bandscheibe kontinuierlich gemessen wurde. Dabei kam es sowohl bei der Vorspannung als auch während des manipulativen Impulses zu einer deutlichen Abnahme der Druckwerte im Zwischenwirbelraum. Gerade bei Störungen im Bereich der Lendenwirbelsäule muss man aber immer auch an den möglichen Zusammenhang mit einer statischen Störung denken. Eine solche Störung kann schon im Bereich des Überganges von der Lendenwirbelsäule zum Becken liegen. Ursache kann auch ein Beinlängenunterschied, eine einseitige Hüft- oder Kniegelenkserkrankung oder ein stark ausgeprägter Plattfuß sein. Gerade wenn eine solche statische Störung vorliegt, versucht die Muskulatur, das durch einseitige Mehrspannung auszugleichen. Dies führt aber letztlich zur Verkürzung der betreffenden Muskeln. Das führt dann wiederum zu einer Verstärkung der Fehlstatik und zu einer nachhaltigen Störung des muskulären Gleichgewichtes. Dann soll zur Beseitigung der Störungsursache beispielsweise durch Schuhausgleich oder Einlagenversorgung noch die Krankengymnastik das muskuläre Gleichgewicht wieder herstellen.

Besonders bei Wirbelsäulenbeschwerden, die im Zusammenhang mit einseitiger Belastung oder Fehlhaltungen stehen, wird ein verantwortungsbewusster Manualmediziner den Patienten auch mit den Regeln für ein rückenschonendes Verhalten (Rückenschule) vertraut machen oder ihn auf die Erfolgsaussichten einer gut geleiteten Trainingstherapie hinweisen. Vor der Teilnahme an einer Rückenschule oder einer Trainingstherapie (beispielsweise Kieser-Training) sollten aber die schmerzauslösenden Blockierungen gelöst werden, da sich sonst möglicherweise kein Erfolg einstellt.

Skoliose

Patienten mit einer seitlichen Wirbelsäulenverbiegung (Skoliose) suchen ihren Manualmediziner wegen der immer wieder auftretenden Schmerzen auf. Es ist klar, dass mit den verschiedenen Formen der manuellen Einwirkungen die Verbiegung nicht beseitigt werden kann. Aber gerade wegen der Fehlstatik der gesamten Wirbelsäule kommt es bei Skoliosepatienten immer wieder zu segmentalen Blockierungen in den verschiedenen Abschnitten der Wirbelsäule, oft auch in Form eines »komplexen Blockierungsgeschehens« in mehreren Abschnitten gleichzeitig, häufig auch in auf den ersten Blick nicht beteiligten wie den Kopfgelenken oder den Kreuzdarmbeingelenken. Da bewährt sich die manuelle Behandlung zur Schmerzbekämpfung ebenso wie zur Beseitigung der mit den Blockierungen zusätzlich entstandenen Bewegungseinschränkungen. Das wiederum erleichtert die Durchführung eines Skoliose-Übungsprogrammes.

Beschwerden am Kreuzdarmbeingelenk

Eine von Untersuchern und Behandlern, die nicht in ihrer Aus- und Weiterbildung mit dieser Problematik konfrontiert wurden, häufig übersehene Ursache für solche Schmerzen ist eine funktionelle Störung des Kreuzdarmbeingelenks (Iliosakralgelenk oder besser Sakroiliakalgelenk). Das Kreuzbein bildet die Basis der Wirbelsäule. Das Kreuzdarmbeingelenk schließt sich auf beiden Seiten dem Kreuzbein an. Es besitzt nur eine sehr geringe Beweglichkeit, beispielsweise beim Versuch, das Kreuzbein nur um 0,5 bis 1 Millimeter von hinten nach vorn zu verschieben. Trotz dieser geringen Beweglichkeit ist es aber mit einer Gelenkkapsel, mit Gelenkknorpeln und mit einer Gelenkinnenhaut ausgestattet und somit ein echtes Gelenk. Es hat aber keine Muskeln, mit denen wir eine gezielte Bewegung in diesem Gelenk willkürlich und kontrolliert durchführen können. Im Kreuz-Darmbeingelenk findet bei jedem Schritt und bei allen größeren Bewegungen der Lendenwirbelsäule eine kleine Mit- oder Ausgleichsbewegung in Form einer Nickbewegung statt. Störungen finden sich hier vor allem am oberen Pol des Gelenkes und nur extrem selten am unteren Pol in Höhe des 3. Kreuzbeinwirbels. Deshalb liegen auch die meisten Blockierungen im Bereich des oberen Pols.

Die Kreuz-Darmbein-Gelenke reagieren auch stark auf Veränderungen in ihrer Umgebung. So sind viele Schmerzen nach Bandscheibenoperationen oder nach Versteifungsoperationen im Lendenwirbelsäulenbereich auf Blockierungen am oberen Gelenkpol zurückzuführen. Die betroffenen Patienten klagen vor allem über tief sitzende Kreuzschmerzen, über Schmerzausstrahlungen in die Gesäß- oder Dammregion, über Schmerzen an der Außenseite der Hüftgelenke oder in der Leiste, über Schmerzausstrahlungen an der Rückseite der Oberschenkel, zum Wadenbeinköpfchen, aber auch etwas höher am Rücken. Schmerzen im Bereich des Damms können auch mit der bindegewebigen Platte am Beckenboden (Beckenbodenfaszie) und Störungen im Bereich des Steißbeines zu tun haben. Letztere gehen mit Schmerzen einher, die in der Medizin als Coccygodynie bezeichnet werden und den Patienten hartnäckige Schmerzen bereiten. In diesen letzten Fällen ist sogar eine manuelle Behandlung über den Mastdarm angezeigt, das heißt, der Therapeut geht mit seinem Finger in den Mastdarm und versucht von dort aus, die Beckenbodenfaszie zu lockern oder eine geringe Fehlstellung des Steißbeines zu beheben.

Eine andere Ursache für diese Schmerzen kann eine vermehrte Spannung der unteren Anteile des großen Gesäßmuskels sein, die dann durch eine postisometrische Dehnung behoben werden kann. Damit hartnäckige Schmerzen am Steißbein nicht wiederkehren, kann ein Kissen mit einer Aussparung für das Steißbein verwendet werden. Dies kann man auch schon vorher tun, um das Sitzen zu erleichtern.

Für verstärkte Beschwerden im Rahmen der Monatsblutungen, für die die Frauenärzte keine gynäkologische Ursache finden, kann ebenfalls eine Funktionsstörung der Kreuzdarmbeingelenke verantwortlich sein.

Verkettungssyndrome

Es sollte aber auch daran gedacht werden, dass die Kreuz-Darmbein-Gelenke genauso wie die Kopfgelenke oft der Ausgangspunkt für die immer wieder erwähnten Verkettungssyndrome sind. Verkettungssyndrome zeichnen sich dadurch aus, dass sich nicht nur Störungen in verschiedener Höhe der Wirbelsäule miteinander verbinden und gegenseitig beschwerdeverstärkend wirken. Gerade über die Muskulatur, die auf statische Störungen direkt und auf Erkrankungen der inneren Organe reflektorisch reagiert, kommt es zu Verkettungen, die sowohl verschiedene Wirbelsäulenabschnitte als auch innere Organe und auch Muskeln betreffen. In diesen Fällen müssen alle Komponenten möglichst in derselben Behandlungssitzung angegangen werden. Wenn dabei die Muskeln zunächst nur mit Verspannung reagieren, reicht die Lösung aller beteiligten Blockierungen aus. Haben sich die Muskeln, wie sie das nach lange bestehender Verspannung oft tun, in ihrer Struktur bereits verkürzt, müssen auch sie durch Dehntechniken behandelt werden. Wenn sich in den Muskeln dabei schmerzhafte Verhärtungen (Triggerpunkte) gebildet haben, werden diese mit speziellen Druckpunkttherapien behandelt. Hier ist die Zusammenarbeit zwischen Arzt und Physiotherapeut gefragt. Die Triggerpunkte können mit ebenso gutem Erfolg vom Arzt selbst mittels einer Neuraltherapie behandelt werden.

Aufgrund der vermehrten Spannung in den beteiligten Muskeln kommt es gerade im Rahmen von Verkettungssyndromen oft zu Schmerzen am Ursprung oder am Ansatz dieser Muskeln, dort, wo der Muskel und seine Sehne in den Knochen übergehen. Diese Schmerzen erscheinen uns in typischen Krankheitsbildern, die als Ursprungs- und Ansatztendinosen bezeichnet werden. Bei diesen kommt es durch starke Dauerspannung oder Überlastung zu einem schmerzhaften Zug am Übergang von der Sehne zum Knochen, der gegebenenfalls auch zu einer Reizung der sehr empfindlichen Knochenhaut führt. Typische Ursprungstendinosen sind z. B. der Tennis- und der Golfellenbogen. Solche auch als Myotendinosen bezeichneten Veränderungen gibt es aber auch an vielen anderen Muskeln wie etwa dem Schulterblattheber, den Hüftrotatoren oder dem Ansatz der Handgelenkstrecker.

Es seien zwei Beispiele für Verkettungssyndrome genannt, die von den beiden Enden unseres Stammskeletts, also einmal von den Kopfgelenken und einmal von den Kreuzdarmbeingelenken, ausgehen.

Erstes Beispiel

Eine Blockierung im Bereich der Kopfgelenke steht oftmals mit einer Ansatztendinose des Schulterblatthebermuskels in Zusammenhang. Dieser Muskel hat auch an den beiden obersten Halswirbeln starke Ursprünge. Eine Irritation des Schulterblatthebers kann ihrerseits wiederum zu einer Verspannung der übrigen Schulterblatt- und Schultermuskulatur führen. Diese Verspannungen sind wiederum oft Ursache von Blockierungen im Bereich der oberen Brustwirbelsäule. Diese sind dann häufig Auslöser für Beschwerden im Bereich des Schultergelenkes auch mit schmerzhaften Bewegungseinschränkungen. Von dort aus wird dann oft die untere Halswirbelsäule mit beteiligt, die ihrerseits nun wieder eine blockierungsbedingte Verspannung der vom seitlichen Rand des Ellenbogengelenkes ausgehenden Streckmuskulatur hervorruft und damit das Bild eines Tennisellenbogens. So ist ein sehr komplexes Bild entstanden, das sowohl die obere und untere Halswirbelsäule sowie die obere Brustwirbelsäule als auch die Schulter- und Ellenbogengelenke und die dazugehörige Muskulatur betrifft. Zu alledem kann sich dann noch eine Blockierung der oberen Rippengelenke einstellen, die dann mit ihrer Schmerzausstrahlung noch das Bild eines Karpaltunnelsyndroms vortäuschen kann. Dieses Syndrom bezeichnet die durch einen Nervenengpass an der Beugeseite des Handgelenkes hervorgerufenen Schmerzen und Empfindungsstörungen. Wenn ein solches Krankheitsbild lange genug besteht, reicht die Behandlung der Einzelkomponenten nicht aus, da jede dann begonnen hat, ein Eigenleben zu führen, und zum Wiederaufflammen der Gesamtbeschwerden führen kann. Es müssen dann alle Komponenten behandelt werden.

Zweites Beispiel

Eine Blockierung am oberen Pol des Kreuzdarmbeingelenks ruft einmal direkt im Beckenbereich eine reaktive Verspannung des birnenförmigen Muskels hervor, der eine Außendrehung und eine Abspreizung im Hüftgelenk bewirkt. Das bemerkt der Patient durch Schmerzen an der Außenseite der Hüfte, im Bereich des gut tastbaren großen Rollhügels. Gleichzeitig wird durch die Störung am oberen Pol des Kreuzdarmbeingelenkes ein nach oben gehender Muskel (der quadratische Lendenmuskel) in Mitleidenschaft gezogen. Da er an der untersten, der 12. Rippe ansetzt, wirkt er in das Rippengelenk und von dort aus in den Übergangsbereich von der Brust- zur Lendenwirbelsäule ein. Dieser Übergangsbereich hängt über Muskelketten mit dem Gelenk zwischen Schienbein und Wadenbein zusammen, das seinerseits wieder über die Unterschenkelmuskulatur in den Fuß hineinwirkt. Die Kreuzdarmbeingelenksblockierung wirkt oft auch direkt in die Hüftstreckmuskulatur und in die Muskeln hinein, die das Bein an den Körper heranziehen. Ein länger anhaltender Pressdruck der Letzteren führt wiederum zu einer Knorpelschädigung im Hüftgelenk und fördert damit das Entstehen einer Hüftgelenksarthrose. Deshalb sollte die Behandlung möglichst bald einsetzen. Auch hier ergibt sich letztlich ein sehr komplexes Bild, das einem guten Manualmediziner aber geläufig ist. Die Behandlung wird also auch in einem solchen Falle nicht nur die Lösung des Blockierung im Kreuzdarmbeingelenk anstreben, sondern natürlich in allen in Mitleidenschaft gezogenen Gelenken der Wirbelsäule, der Rippen und der Beine einschließlich einer mobilisierenden Behandlung der Fußgewölbe sowie die Entspannung oder Dehnung aller betroffenen Muskeln. Das kann naturgemäß auch mit anderen reflextherapeutischen Verfahren aus der physikalischen Therapie wie Kälte- oder Wärmeanwendungen, Hydrotherapie, Ultraschall, niederfrequenten Strömen (Ströme mit einer Frequenz meist zwischen 50 und 100 Hertz) oder auch einer therapeutischen Lokalanästhesie kombiniert werden.

Das in diesen beiden Beispielen Erläuterte gilt auch für alle anderen Verkettungssyndrome. Bei Beteiligung innerer Organe werden dann vermehrt myofasziale Behandlungstechniken und so genannte viszerale Mobilisationen zum Einsatz kommen. In chronischen Fällen kann es auch zu Verkettungssyndromen kommen, die sowohl die obere als auch die untere Körperhälfte betreffen. Davon betroffene Patienten werden uns immer wieder unter der (Fehl-)Diagnose »Fibromyalgie« vorgestellt. Wenn sie dann nicht durch Erkennen der Ursachen der Beschwerden einer komplexen Behandlung im geschilderten Sinne zugeführt werden, wird der gefürchteten Chronifizierung weiter Vorschub geleistet, da sie naturgemäß auf die üblichen Behandlungen einer Fibromyalgie wenig oder gar nicht ansprechen. Bei der Fibromyalgie muss andererseits bedacht werden, dass durch die zu diesem Krankheitsbild gehörende verstärkte Muskelspannung in verschiedenen Körperregionen vermehrt Blockierungen entstehen, so dass dann auch bei der Fibromyalgie der Einsatz der manuellen Techniken durchaus sinnvoll ist.

Die Beteiligung innerer Organe

Hinsichtlich der Beteiligung innerer Organe sind dann teilweise die Techniken der viszeralen Mobilisation gefragt, die vor allem auf die bindegewebigen Strukturen im Bauch- sowie im oberen und unteren Brustkorbbereich einwirken. Diese auf die inneren Organe (das Viszerum) wirkenden Behandlungen wurden von europäischen Osteopathen entwickelt und werden heute sowohl in Europa als auch in den USA von vielen Manualmedizinern angewendet. Sie werden unter anderem auch bei Verwachsungsbeschwerden nach Bauchoperationen eingesetzt.

In den nicht entzündlich aktiven Phasen einer Bechterew'schen Erkrankung kann an den noch nicht versteiften Wirbelsäulenabschnitten durchaus mit sanften Manipulations- oder Mobilisationstechniken zur Erhaltung der Funktion und zur Beseitigung von Blockierungen gearbeitet werden. Das ist auch für die Behandlung der Schmerzen durchaus hilfreich. Aber gerade bei diesem Krankheitsbild wird die manuelle Therapie in der Regel mit anderen Therapieformen (Krankengymnastik und physikalische Therapie) kombiniert werden.

Im Rahmen der Behandlung einer rheumatoiden Arthritis kommen mobilisierende und sehr vorsichtig dosierte Muskeldehntechniken an den Extremitätengelenken zur Verhinderung von Einsteifungen zum Einsatz. Dabei muss aber auf jeden Fall das Abklingen eines akuten Entzündungsschubes abgewartet werden. Dieser könnte durch ein allzu zeitiges Herangehen wieder aufflammen.

Die Behandlung von Kindern

Bei der Behandlung von Kindern macht in den letzten Jahren das so genannte KISS-Syndrom auch in der Laienpresse und bei Physiotherapeuten viel von sich reden. Von vielen maßgeblichen Kinderärzten und Kinderorthopäden wird allerdings die Existenz dieses Krankheitsbildes abgelehnt. Die »Kopfgelenk-induzierte Symmetrie-Störung« entspricht teilweise dem Bild der früher von den Orthopäden diagnostizierten und behandelten »Säuglingsskoliose«. Auch von Manualmedizinern wird die Bezeichnung immer mehr abgelehnt, da diese »Schräglagedeformität« beispielsweise auch bei Blockierungen im Kreuzdarmbeingelenksbereich auftreten kann. In der Behandlung dieses Krankheitsbildes und auch bei spastischen Bewegungsstörungen im Kindesalter kommt besonders die Atlastherapie zum Zuge. Es können aber auch sehr sanft durchgeführte klassische Mobilisations- und auch Manipulationstechniken eingesetzt werden. Zusätzlich werden gute Behandler den Eltern auch Lagerungstechniken für die Zeit zwischen den Behandlungen zeigen.

Zum gezielten Einsatz gerade bei kleinen Kindern ist aber nicht nur eine genaue Kenntnis der frühkindlichen Entwicklungsstadien, sondern auch der anatomischen Besonderheiten in diesen Altersstufen erforderlich. Dass es dazu eines besonders gut geschulten Gewebe- und Bewegungsgefühls bedarf, versteht sich von selbst. Deshalb führen die qualifizierten Ärzteseminare der DGMM dafür auch besondere Ergänzungskurse durch.

Die Behandlung an Armen und Beinen

An den Gelenken von Armen und Beinen ist eine manuelle Behandlung nicht nur bei funktionellen Störungen aufgrund von Überlastung verschiedenster Art oder nach unkontrollierten Bewegungen sinnvoll. An den Extremitätengelenken stellt die Störung des Gelenkspiels bei den Abnutzungserkrankungen (den Arthrosen) eine durchaus Erfolg versprechende Behandlungsanzeige dar. Da die mobilisierenden Techniken ihren Ansatzpunkt nicht an den Knorpelflächen, sondern an den Gelenkkapseln, den das Gelenk führenden Bändern und den bewegenden Muskeln haben, können sie dabei von großem Nutzen sein. Es wird jeweils eine vorsichtige Dehnung der Gelenkkapsel und gegebenenfalls auch des Bandapparates durchgeführt. Durch den Wechsel von geringem Druck und Unterdruck im Gelenk wird bei diesen Behandlungen der Stoffaustausch in der Gelenkflüssigkeit erleichtert und damit die Rückbildung von Gelenkergüssen und von Flüssigkeitsansammlungen in den Gelenkkapseln sowie der Gelenkinnenhaut erleichtert. Das wird auch bei der Behandlung von echten Rheumatikergelenken ausgenutzt. Wenn diese akut entzündet sind, kommt allerdings nur eine minimale Traktion zum Einsatz, die eben ausreicht, um den Innendruck des Gelenkes zu neutralisieren. Außerdem wirkt man spannungsmindernd und entspannend (bei durch lang anhaltenden Schmerz und nachfolgender Verspannung und Verkürzung beteiligter Muskulatur) sowie dehnend auf die bei der Gelenkerkrankung in Mitleidenschaft gezogenen Muskeln ein. Deshalb gehören zum manuellen Behandlungsprogramm bei Arthrosen auf jeden Fall auch die muskulären Techniken einschließlich der myofaszialen Anwendungen.

Häufig auftretende Krankheitsbilder

Bei häufig vorkommenden Krankheitsbildern wie schmerzhafter Schultersteife, Tennis- oder Golfellenbogen werden ebenso wie bei häufig auftretenden Unfallfolgen – beispielsweise eingeschränkter Beweglichkeit nach einem Speichenbruch im Handgelenksbereich – manualmedizinische Behandlungsmethoden eingesetzt. Besonders bei einer Schultersteife droht schnell eine Schrumpfung der Gelenkkapsel und eine Verkürzung der Muskulatur, die auf die Schulter, welche ein typisch muskulär geführtes Gelenk ist, einwirkt. Da bewähren sich dann weiche Züge in Richtung der Oberarmlängsachse und seitlich vom Körper weg sowie dosierte Mobilisationen nach vorn und hinten. Wenn dies nicht bald in Angriff genommen wird, droht eine weitere Schrumpfung der Gelenkkapsel und damit eine Verstärkung der Bewegungseinschränkung.

Wie schnell das gehen kann, hat sich früher bei der Verwendung eines Armtragetuches (Mitella) gezeigt. Wenn ein solches Tuch drei Wochen konsequent getragen wird, ist die Schulter weitgehend eingesteift. Deshalb ist seine Verwendung heute verpönt und der große deutsche Orthopäde Max Lange nannte die Mitella nicht umsonst »Leichentuch des Schultergelenkes«.

Am Anfang der Behandlung einer eingesteiften Schulter steht allerdings immer eine entspannende Dehnung der Muskulatur um das Schulterblatt, da dann der Patient durch eine Verbesserung der Mitbewegung des Schulterblattes mit seinem Arm schon deutlich mehr tun kann, bevor eine Behandlung direkt am Schultergelenk beginnt.

Beim Tennisellenbogen findet man meist neben der Verspannung und Verkürzung der Streckmuskulatur am Unterarm auch eine Gelenkspielstörung im (körpernahen) Gelenk zwischen Elle und Speiche. Die Drehbewegung in der Supinationsrichtung (mit nach oben zeigender Handinnenfläche) ist meist eingeschränkt, da das Gleiten des Speichenköpfchens nach vorn behindert ist. Das wird durch einen Schub des Speichenköpfchens nach vorn, der langsam oder mit einem schnellen Impuls erfolgen kann, und mit Längs- oder Querdehnungen der Streckmuskulatur behandelt.

Die Mobilisation der Fingergelenke

Eine länger andauernde, in aller Regel von Physiotherapeuten durchgeführte Behandlung ist die Mobilisation der Fingergelenke einschließlich des Daumensattelgelenkes bei der Arthrose mehrerer Fingergelenke (Fingerpolyarthrose). Das bringt den davon Befallenen wieder eine Verbesserung der Greif- und Haltefunktionen ihrer Hände. Aus der Nachbehandlung des bereits erwähnten handgelenksnahen Speichenbruches ist die manuelle Mobilisation nicht mehr wegzudenken. Dabei sollte aber den behandelnden Physiotherapeuten die oft nach einem solchen Bruch veränderte Neigung der Gelenkfläche mitgeteilt werden. Sonst kann es zum Anstoßen oder Aufreiben von Knorpelflächen kommen.

Die Distorsion

Eine weitere sehr häufig vorkommende, aber oft recht langwierige Verletzung ist die Distorsion (Verzerrung, Verdrehung) des Sprunggelenkes. Wenn diese auf lange Zeit durchgeführte Salbenverbände, Stützsocken, Kälte- und Elektrotherapie nicht reagiert, tun ein – höchstens zwei – manuelle Behandlungen aus der Sicht der Patienten fast ein Wunder. Ich selbst habe eine Reihe von Patienten behandelt, die nach 8 bis 12 Wochen rein unfallärztlicher Behandlung noch große Probleme hatten und denen mit manuellen Mobilisationen sehr schnell geholfen werden konnte. Für den Patienten stellt sich natürlich die Frage, bei welchen Beschwerden es Sinn macht, einen Manualmediziner zu Rate zu ziehen.

Deshalb habe ich eine Reihe von Beschwerden aufgelistet, bei denen eine manualmedizinische Behandlung möglicherweise sinnvoll wäre:

- Kopfschmerzen
- Nackenschmerzen
- Schwindel
- Kaubeschwerden
- Schulterschmerzen auch mit Schultersteife
- Rückenschmerzen
- »Ischias«-Schmerzen bei Ausschluss einer Nervenwurzelschädigung
- Hüftschmerzen
- Knieschmerzen
- Fußbeschwerden

- Verstauchungen von Hand- und Fußgelenken
- »Herzbeschwerden« ohne wesentlichen organischen Befund
- unklare Atembeschwerden
- unklare Bauchbeschwerden ohne wesentlichen organischen Befund
- verstärkte Schmerzen bei der Regelblutung

Diese Liste erhebt weder einen Anspruch auf Vollständigkeit, noch entbindet sie von der Notwendigkeit, andere Ursachen oder Gegenanzeigen sorgfältig auszuschließen.

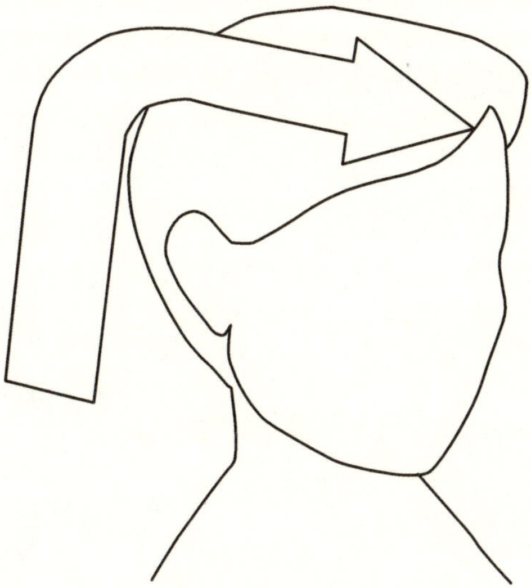

Abb. 34: Die Schmerzausbreitung vom Nacken über das Hinterhaupt und die Schädeldecke bis über die Augen, wie sie für einen Kopfschmerz typisch ist, der von der Halswirbelsäule ausgeht.

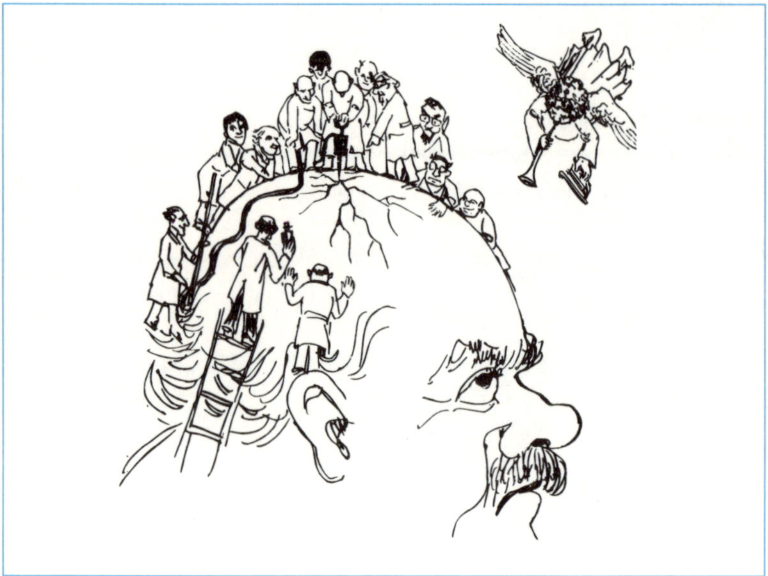

Abb. 35: An der Kopfschmerzbehandlung beteiligen sich viele Experten aus mehreren medizinischen Fachgebieten. Mitunter geht es aber viel weniger kompliziert mit wenigen Handgriffen.

Kapitel 7:

Die Bedeutung der Manuellen Medizin in Vorbeugung, Behandlung und Nachsorge von Störungen an den Bewegungsorganen und im Rahmen der Schmerztherapie

Die Bedeutung der Manuellen Medizin für das Vorbeugen von Erkrankungen liegt vor allem in der genauen Analyse drohender Funktionsstörungen und der Ursache von Blockierungen, die dem Untersuchten noch keine wesentlichen Beschwerden bereiten. Die Manuelle Medizin ist aber auch dort von großer Bedeutung, wo es um das Erkennen und Vermeiden jener Faktoren geht, die zum Wiederauftreten bereits erfolgreich behandelter Funktionsstörungen führen. Damit ist sie für die Sekundärprävention genauso wichtig wie für die Primärprävention.

Vorbeugung

Die Faktoren Fehlstatik, Fehlbelastung und Störung des muskulären Gleichgewichtes werden in ihren Ursachen und in ihrer Bedeutung erfasst und in einem genau auf die jeweiligen Befunde abgestimmten Übungsprogramm berücksichtigt. Dieses Programm enthält Dehn- und/oder Kräftigungsübungen für die betroffenen Muskeln, Entspannungsübungen und vor allem Haltungskorrekturen. Eine insgesamt schlechte Haltung im Sinne eines Haltungsverfalls ist viel häufiger eine Ursache für das Entstehen von Blockierungen, als die meisten Leute glauben. Gerade haltungsschwache Menschen neigen dann oft dazu, sich sofort manuell behandeln zu lassen, statt mit Übungen die eigene Muskulatur zu kräftigen und so Beschwerden gleich zu verhindern.

Besonders das Hohlkreuz führt oft zu Störungen im Bereich der Lendenwirbelsäule und des Kreuzdarmbeingelenkes. Häufig wird es durch Übergewicht verstärkt, vor allem wenn es mit einer schlaffen Bauchdecke einhergeht. Die im Rahmen eines solchen Übungsprogramms durchgeführten Maßnahmen berücksichtigen auch die festgestellten Ursachen hinsichtlich der Arbeitsplatzgestaltung und eines sportlichen Trainings. Dazu ist es oft auch notwendig, den Arbeitgeber oder den Trainer mit zu beraten. Häufig ist zudem eine Motivation zur Gewichtsreduktion und eine Diätberatung erforderlich. Mitunter sind es aber ganz einfache Dinge, die in der Sekundärprophylaxe zu beachten sind. Wer einmal in einem Röntgenbild gesehen hat, welchen Einfluss die Lagerung im Bett auf die Stellung in den unteren Kopfgelenken (zwischen dem Atlas und der Axis) hat, wird künftig nur noch mit einem ausgefüllten Schulter-Nacken-Winkel in Seitenlage liegen. Patienten, bei denen eine verkürzte Rücken- und Nackenmuskulatur festgestellt wird, welche durch Blockierungen entstanden ist, wird zur Sekundärprophylaxe auch das morgendliche Dehnen dieser Muskeln durch Vorbeugen des ganzen Rückens oder nur des Nackens allein unter der warmen Dusche geraten.

Eine häufig auftretende Ursache für funktionelle Störungen ist besonders bei jungen Amateursportlern, dass sie ohne ausreichende Aufwärmarbeit und mit zu viel Ehrgeiz in Wettkämpfe gehen und sich ohne ausreichende Trainingsgrundlage überfordern. Festgestellte Blockierungen werden in diesen Fällen auch dann schon präventiv gelöst, wenn sie noch nicht zu spürbaren Beschwerden geführt haben. Dabei ist es unerheblich, ob diese Blockierungen die Ursache für die sich anbahnenden Funktionsstörungen sind oder ob sie durch die festgestellte Fehlstatik oder Fehlbelastung entstanden sind. Eine besondere Bedeutung hat der präventive Einsatz der manuellen Techniken in der Sportmedizin. Sie bewähren sich vor allem in der Wettkampfvorbereitung, wenn auch minimale und doch leistungseinschränkende Störungen aufgespürt und behandelt werden können. Der deutsche Manualmediziner Dr. Karl Sell beobachtete schon bei den Olympischen Spielen 1936, dass die amerikanische Mannschaft ihre Chiropraktoren und Osteopathen mit Erfolg in der Wettkampfvorbereitung einsetzte.

Schmerztherapie

Einen festen Platz hat die manualmedizinische Therapie auch in der Behandlung von akut aufgetretenen oder schon länger bestehenden Bewegungsstörungen sowohl im Bereich der Wirbelsäule als auch der Gelenke von Armen und Beinen und in der Schmerztherapie. Dabei hat die Manuelle Medizin durchaus in den einzelnen medizinischen Fächern einen unterschiedlichen Stellenwert. Obwohl sie anerkanntermaßen ja zu vielen medizinischen Disziplinen gehört und dies auch stets beachten werden sollte, muss man dennoch festhalten, dass sie in den Fächern Orthopädie/Unfallchirurgie und Physikalische und Rehabilitative Medizin ein absolut unverzichtbarer Bestandteil der nichtoperativen Behandlung ist. Wenn, wie so häufig, eine Störung des Gelenkspiels oder eine Wirbelblockierung als Ursache zugrunde liegen, ist der Einsatz von Manipulationen, Mobilisationen oder auch anderen technischen Möglichkeiten aus der Manualmedizin ein schonender und schneller Weg zur Beseitigung der Funktionsstörung und damit auch des damit verbundenen Schmerzes. Beinahe jeder hat in seinem Bekanntenkreis Fälle, denen auf diese Weise schnell und nachhaltig geholfen wurde. Der Patient konnte sich vor Schmerzen nicht aufrichten oder er konnte nach einer endgeradigen Drehung im Auto beim Rückwärtsfahren den Kopf nur noch unter großen Schmerzen eingeschränkt bewegen und eine nach Ausschluss von Gegenanzeigen durchgeführte manuelle Behandlung ließ ihn wieder schmerzfrei gehen und Auto fahren. Deshalb werden chirotherapeutische Kenntnisse auch von den Ärztekammern für die Bereichsbezeichnung »Schmerztherapie« gefordert beziehungsweise anerkannt. Denn gerade bei der Behandlung eines chronischen Schmerzes ist zu berücksichtigen, dass länger dauernde Schmerzen häufig zu depressiven Persönlichkeitsveränderungen führen. Dann haben wir es nicht mit einem psychosomatischen, sondern mit einem somatopsychischen Krankheitsbild zu tun, wo körperliche Beschwerden auf die Seele rückwirken.

Die Rippenwirbelgelenke

Ein Bereich, der in der Akut- und Rehabilitationsmedizin häufig vergessen wird, ist die Bedeutung der Rippenwirbelgelenke. Blockierungen in den Rippenwirbelgelenken lösen nicht nur lokale und um den Brustkorb ausstrahlende Schmerzen aus, sondern beeinflussen auch die Atembewegungen. Dabei kann es sich aber nicht nur um die Gelenke zwischen Wirbelsäule und Rippen handeln, sondern auch – seltener – um Störungen am knorpeligen Übergang von den Rippen zum Brustbein. Das muss bei Schmerzen in der Umgebung des Brustbeins berücksichtigt werden. Eine manuelle Lockerung der Rippenwirbelgelenke hat sich deshalb auch in der Vorbereitung von Atemübungen bei Asthmatikern bewährt. Die erste Rippe muss wegen ihrer Beteiligung an Schmerzen, die in den Arm ausstrahlen, besonders beachtet werden. Auch bei Beschwerden im Bereich des oberen Brustkorbeinganges (so genanntes *Thoracic-Outlet-Syndrom*) ist sie von Bedeutung, da hierbei eine komplexe Behandlung mit einer Mobilisierung oder Manipulation der ersten Rippe, einer Mobilisation des Schlüsselbeins und einer Dehnung eines Teiles der vorderen Halsmuskulatur erforderlich ist.

Manuelle Medizin im Sport

Im Bereich der Sportmedizin gehört die Manuelle Medizin bei funktionellen Störungen, die während der Sportausübung eingetreten waren, ebenso wie in der Rehabilitation nach Sportverletzungen zu den optimalen Behandlungskonzepten. Gerade im Wettkampfsport treten viele Bewegungen in die Endgrade und auch bei Extrembelastungen auf. Diese lösen häufig Blockierungen aus. Das ist nicht nur bei Speerwerfern, Kugelstoßern oder Springern der Fall, sondern beispielsweise auch bei Reitern sowie Tennis- und Golfspielern. Besonders junge, ehrgeizige Golfer neigen zu Blockierungen im Kreuz-Darmbeingelenk. Viele akute »Muskelzerrungen« sind keine solchen, sondern Verspannungen, die nur auf Überforderung reagieren und auf die Behandlung mit den verschiedenen

Muskelenergietechniken gut reagieren. Ein typisches Beispiel dafür ist die viel zitierte »Leistenzerrung« der Fußballer.

Kopfschmerzen

Über die manuelle Behandlung beim Kopfschmerz wurde schon in Kapitel 6 viel gesagt. Eines muss aber in diesem Zusammenhang noch ergänzt werden: Die Patienten wundern sich immer wieder, warum sie wegen ihrer Kopfschmerzen zunächst an der oberen Brustwirbelsäule behandelt werden und warum diese Behandlung häufig schon sehr gut auf ihren Kopfschmerz einwirkt. Das liegt an dem obersten Nervenknoten an der Halswirbelsäule (dem Ganglion *Cervicale superior*). Dieser erhält zwar wichtige Nervenverbindungen aus den Kopfgelenken, aber der größte Teil der Nervenfasern, die dort Reaktionen auslösen, kommt aus der oberen Brustwirbelsäule. Da dieser Nervenknoten als oberster Teil unseres sympathischen Nervensystems für die Durchblutung von Gehirn und Gesicht zuständig ist, wird so seine Bedeutung für die Entstehung und Unterhaltung von Kopfschmerzen deutlich.

Die Behandlung von Kindern

Einen immer breiteren Raum nimmt auch die manualmedizinische Untersuchung und Behandlung von Kindern durch besonders erfahrene oder speziell weitergebildete chirotherapeutisch oder osteopathisch tätige Ärzte ein. Das gilt nicht nur für die an anderer Stelle schon geschilderten frühkindlichen Symmetriestörungen, sondern gerade auch im Rahmen der Kinderorthopädie. Man hat gelernt, beim kindlichen Hüftschmerz auch an das Kreuzdarmbeingelenk zu denken. Es kann für diesen Schmerz genauso der ursächliche Faktor sein wie für den im Bereich der Knie diagnostizierten »Wachstumsschmerz«. Manuelle Mobilisationstechniken werden auch bei der Vorbereitung von Klumpfußoperationen mit gutem Erfolg eingesetzt, wie aus der orthopädischen Universitätsklinik Innsbruck berichtet wurde.

Beim akuten Schiefhals der Kinder wird, ebenso wie beim akuten Schiefhals eines Erwachsenen, in vermehrtem Maße an Blockierungen im Bereich der mittleren Halswirbelsäule gedacht wie bei unklarem Kopfschmerz der Kinder an die obere Halswirbelsäule. Es gibt auch vermehrt Erfahrungsberichte, die über den nachhaltigen Erfolg einer manuellen Behandlung der Kopfgelenke von blassen

Kindern mit Lernschwierigkeiten ohne zugrunde liegende internistische Erkrankungen berichten. Das ist auch nicht verwunderlich, wenn man bedenkt, dass Kopfgelenksblockierungen zu Durchblutungsstörungen im Gehirn und Gesicht sowie zu Konzentrationsstörungen, rascher Ermüdbarkeit und Schlafstörungen führen.

Die Behandlung von alten Menschen

Eine Frage, die immer wieder gestellt wird, ist die, ob auch alte Menschen manuell behandelt werden können. Sofern keine Gegenanzeigen, insbesondere hinsichtlich einer fortgeschrittenen Knochenentkalkung, vorliegen, steht dem grundsätzlich nichts entgegen. Gegenanzeigen müssen aber bei alten Menschen besonders sorgfältig ausgeschlossen werden – und hinsichtlich der Behandlungstechnik wird in erster Linie zu weichen Mobilisationen und Druckpunkttechniken geraten. Für Manipulationen liegt zwar die Grenze hauptsächlich im Gewebegefühl und im technischen Können des Behandlers, er sollte diese aber tunlichst nicht überschätzen.

Bei Fußschmerzen

Selbst aus der Behandlung von Fußschmerzen, die dadurch hervorgerufen wurden, dass das Fußlängs- oder -quergewölbe schon länger durchgetreten war, ist die manuelle Behandlung nicht mehr wegzudenken. Beim schon länger durchgetretenen Spreizfuß verfestigen sich im Laufe der Zeit die Weichteile im Bereich des Fußquergewölbes und es entsteht ein »kontrakter« Spreizfuß. Wenn in einem solchen Fall eine Einlage verordnet wird, die das Fußquergewölbe stark abstützt, verursacht deren Tragen starke Schmerzen. Das hat zur Folge, dass die Einlage entweder in der Nachttischschublade aufbewahrt wird oder dass der Orthopädiemechaniker die Quergewölbeabstützung vermindert. Damit verfehlt dann die Einlage ihren Zweck. Das lässt sich allerdings dadurch vermeiden, dass das Fußgewölbe durch manuelle Mobilisationen einer dehnenden und entspannenden Behandlung unterzogen wird. Dann kann die Einlage problemlos getragen werden und sie erfüllt ihren Zweck. Bei Problemen mit einer Ballenbildung am Fuß ist weiterhin die manuelle Behandlung der Großzehengrundgelenke angezeigt.

In der Rehabilitation

Aus der Rehabilitation im Gebiet Orthopädie/Unfallchirurgie sind Manuelle Medizin und Manuelle Therapie nicht mehr wegzudenken. Mit ihrem diagnostischen und therapeutischen Möglichkeiten sowie ihren Ergänzungen durch die manualmedizinischen Techniken bei Kindern, durch osteopathische Techniken und durch die Atlastherapie gehören sie zum Standardprogramm einer orthopädisch-unfallchirurgischen Rehabilitation in Deutschland. Auch in der Rehabilitation muss wie in allen anderen Anwendungsgebieten der Manuellen Medizin immer der ganze Mensch mit allen seinen Organsystemen und seiner psychischen Situation gesehen werden. Man kann die Bedeutung der Manuellen Medizin in der orthopädisch-unfallchirurgischen Rehabilitation sowohl in der Nachbehandlung nach Operationen und Unfällen wie auch bei degenerativen (Abnutzungs-) und entzündlichen Erkrankungen der Bewegungsorgane und bei Störungen der Muskelfunktion gar nicht hoch genug einschätzen. Natürlich hat sich die Auswahl der dabei angewendeten manualmedizinischen Verfahren nicht nur an der Diagnose, sondern auch am jeweiligen Fortschritt hinsichtlich des Heilungsverlaufes zu orientieren. Einfache Entspannungs(»Release«)-Verfahren sowie vorsichtige Muskeltechniken kommen schon in einem früheren Stadium zum Einsatz als Mobilisationen und diese in den meisten Fällen wieder zeitiger als Manipulationen. Es gibt heute auch kaum noch eine gute orthopädische Rehabilitationsklinik, die keine Ärzte und Physiotherapeuten mit Weiterbildung in Manueller Medizin oder Manueller Therapie beschäftigt. Sogar nach dem Einsatz von künstlichen Gelenken werden neben Muskelenergietechniken auch vorsichtige Mobilisationen angewendet, beispielsweise eine Mobilisation der Kniescheibe nach dem Einsatz eines künstlichen Kniegelenks. Nach dem Einsatz von künstlichen Hüftgelenken haben die Patienten oft noch Beschwerden durch die bereits vorher im Rahmen der Hüftarthrose oder erst nach der Operation durch die Änderung der Beckenstatik entstandenen Blockierungen in den Kreuzdarmbeingelenken.

Ein weiteres Beispiel ist das Aufspüren und die Behandlung von Kreuzdarmbeingelenksblockierungen bei Amputierten. Die manuelle Therapie erleichtert die anschließende Gehschule ungemein. Diese Zusammenhänge wurden von Karl Sell besonders während seiner Tätigkeit als Leiter des Kriegsversehrtensanatoriums in Isny studiert und in die Rehabilitation Beinamputierter eingeführt.

In der Rehabilitation nach den häufig auftretenden Bandverletzungen im Bereich der Sprunggelenke und Füße werden manuelle Behandlungstechniken ebenso erfolgreich eingesetzt. Dabei wird nicht nur durch Mobilisationen, die streng auf den Befund angepasst werden, auf die Gelenke eingewirkt, sondern ebenso ganz bewusst mit verschiedenen Muskelenergietechniken auf die Muskeln, die ihrerseits auf das Fußgewölbe einwirken. Bei den Gelenken ist es ein immer wieder zu beobachtender Fehler, wenn nur auf das obere Sprunggelenk eingewirkt wird und die Mitbeteiligung des unteren Sprunggelenkes (zwischen Sprungbein, Fersenbein und Kahnbein) nicht beachtet wird. Insgesamt erfolgt die manuelle Behandlung hier genau wie an den anderen Gelenken mit Zugtechniken (Traktionen), Gleittechniken, Vibrationstechniken und muskulären Techniken. Mit diesen belastungsfreien Behandlungen wird nicht nur die Erholung des Knorpels gefördert, sondern ebenso die Durchblutung verbessert und damit eine durch die Inaktivität geförderte Knochenentkalkung verhindert. Besonders beim Einsatz der manuellen Therapie nach Verletzungen im Hand- und Fußbereich einschließlich der Hand- und Sprunggelenke ist das Einfühlungsvermögen der Therapeuten gefragt. Falscher Ehrgeiz ist hier nicht am Platz, da sonst eventuell die Entstehung einer gefürchteten Komplikation, des so genannten **Sudeck-Syndroms**, gefördert werden kann. Bei kunstgerechter sanfter Anwendung dagegen ist der Wert des Einsatzes manueller Mobilisations- und Muskelenergietechniken allerdings gar nicht hoch genug einzuschätzen.

Die verschiedenen Druckpunkt- und Release(also Entspannungs)-Techniken kommen im Rahmen der Schmerztherapie nicht nur in Akutfällen, sondern auch im Rahmen einer Rehabilitation zum Einsatz. In der Unfallnachbehandlung werden vorsichtige Mobilisationen vor allem nach längerer Ruhigstellung im Gipsverband eingesetzt. Durch diese lange Ruhigstellung wird der Stoffwechsel des Gelenkknorpels deutlich zurückgefahren und die Dicke des Gelenkknorpels geht unter anderem durch Flüssigkeitsverlust bis auf ca. 1/6 ihrer Ausgangsdicke zurück. Damit verliert der Knorpel seine Elastizität und seine Pufferfunktion. Wird eine solche Gelenkfläche zu früh wieder normal belastet, droht das Entstehen einer Arthrose. Wenn durch den Wechsel von Druck und Unterdruck, der bei den Mobilisationen belastungsfrei verläuft, der Knorpelstoffwechsel und damit seine »Durchsaftung« vor einer Belastung verbessert werden, wird diese Gefahr vermieden.

Das Gesamtkonzept in der Rehabilitation

Gerade in der Rehabilitation muss die Manuelle Medizin in ein behandlerisches Gesamtkonzept eingebaut werden, das auch eine eventuell vorhandene Fehlstatik und die Belastung berücksichtigt, die nach der Wiedereingliederung in das Berufs- und Alltagsleben zu erwarten ist. Nach Operationen oder Verletzungen muss vor dem Einsatz von Mobilisationen und Manipulationen das Eintreten der so genannten Übungsstabilität und bei entzündlich-rheumatischen Erkrankungen eine Stabilisierung hinsichtlich der Entzündungsaktivität durch medikamentöse Therapie oder Kälteanwendung abgewartet werden. In den frühen Phasen nach Operationen und Unfällen (besonders an der Halswirbelsäule) sind oft nur Druckpunkttechniken oder Release-Behandlungen, also sehr fein dosierte, auf die bindegewebigen und die muskulären Strukturen wirkende Dehntechniken, möglich. Bei einer eingetretenen Muskelverkürzung muss man in diesen Fällen nicht nur hinsichtlich der eingesetzten Kraft besonders zurückhaltend agieren, sondern auch sorgfältig zwischen einer Dehnung des Muskels in seiner Längsrichtung und einer Dehnung quer zum Faserverlauf abwägen. So dehnt man beispielsweise die Hüftmuskulatur nach dem Einsatz eines künstlichen Hüftgelenkes nur vorsichtig quer. Nach einer Gelenkverletzung wird die Kapsel durch Längszüge erst so weit gedehnt, dass die quer zu dem Verlauf der Gelenkflächen durchgeführten Mobilisationen ohne Aufreiben der Knorpelflächen möglich sind. Ein solches Aufreiben würde zu einer Schädigung des Knorpels führen. Man muss bei diesen Nachbehandlungen nicht nur auf die Behandlung des direkt betroffenen Gelenkes oder Wirbelsäulenabschnittes achten. Es kommt immer wieder auch zu Rückwirkungen auf benachbarte oder sogar entfernte Abschnitte, die dann ihrerseits Fortschritte in der Rehabilitation verhindern. Nach Verletzungen oder operativen Eingriffen an der Lendenwirbelsäule treten ebenso wie nach Beinamputationen oft Störungen in den Kreuzdarmbeingelenken auf, die ihrerseits dann ganze Verkettungssyndrome hervorrufen und unterhalten können. Nach Eingriffen oder bei Unfallfolgen an der Halswirbelsäule muss deshalb nicht nur an eine Mitbeteiligung der oberen Brustwirbelsäule, sondern auch der Kopfgelenke und der oberen Rippenwirbelgelenke gedacht werden. Gerade in der Rehabilitation nach einer Schleuderverletzung der Halswirbelsäule sollte aber ein ausreichend langes Intervall vor dem Einsatz von Mobilisationen oder Manipulationen abgewartet werden.

Kapitel 8:

Wann darf nicht mit Manueller Medizin behandelt werden?

Es gibt eine Reihe von Krankheiten und Veränderungen, bei denen die einen oder anderen manualmedizinischen Verfahren nicht angewendet werden dürfen beziehungsweise nicht angewendet werden sollen. Dies sind Krankheiten, bei denen solche Behandlungen entweder ohne Erfolgsaussichten wären oder sogar Schäden hervorrufen können. Ein manualmedizinisch weitergebildeter Arzt hat gelernt, diese Krankheiten und Veränderungen zu erkennen und dann auf andere Behandlungsmöglichkeiten auszuweichen. Um das auch wirklich ausreichend zu gewährleisten, hat die Weiterbildungsordnung für Ärzte in ihrer jüngsten Fassung das Führen der Bereichsbezeichnung Chirotherapie/Manuelle Medizin an eine Facharztanerkennung gebunden, so dass die Ärzte mit dieser Bezeichnung zusammen mit ihrem Studium mindestens auf eine zwischen 10 und 12 Jahren liegende umfassende Vollzeitweiterbildung zurückblicken können. Dies sind Mindestweiterbildungszeiten, welche die Vertreter anderer Berufsgruppen nicht annähernd erreichen. Deshalb ist der Arzt auch verpflichtet, vor der Ausstellung einer Verordnung für »Krankengymnastik mit manueller Therapie« entsprechende Gegenanzeigen auszuschließen.

Die Vorgeschichte als Hinweis auf Gegenanzeigen

Hinweise auf Gegenanzeigen ergeben sich oft schon aus der Vorgeschichte. Deshalb ist es wichtig, den Behandler über Vorerkrankungen, beispielsweise Krebserkrankungen oder Unfallverletzungen, zu informieren. Weitere deutliche Zeichen sind Rötungen und Überwärmungen im Behandlungsgebiet. Wie schon in Kapitel 4 dargelegt, ist besonders die Durchführung der diagnostischen Probemobilisation dafür unerlässlich. Für eine Reihe von Gegenanzeigen ist dafür auch die Anwendung bildgebender Verfahren (Röntgen, Computertomographie, Magnetresonanztomographie oder Sonographie) oder die Durchführung von Laboruntersuchungen erforderlich. Letztere dienen vor allem dazu, Entzündungen, Infektionen, Tumorleiden oder gravierende Störungen des Knochenstoffwechsels auszuschließen. Wie weit die manualmedizinisch tätigen Heilpraktiker, Physiotherapeuten, die nichtärztlichen Osteopathen, Chiropraktoren und auch Laientherapeuten ohne Heilpraktikerzulassung die möglichen Gegenanzeigen wirklich ausschließen können, kann nicht genau gesagt werden. Dazu sind deren Ausbildungsgänge in den einzelnen Fällen viel zu unterschiedlich. Wenn man aber weiß, wie lange ein Facharzt unter ständiger guter fachlicher Anleitung und Überwachung lernt, die bildgebenden Verfahren seines Gebietes mit ausreichender Sicherheit zu beurteilen, darf man diesem wohl unangefochten vertrauen.

Allgemeine Gegenanzeigen

Einige Gegenanzeigen gelten auch ganz allgemein. So sollen während akuter Infektionen keine manualmedizinischen Eingriffe an der Wirbelsäule vorgenommen werden. Ebenso ist für eine manualmedizinische Behandlung bei Patienten, bei denen früher nach einer solchen Behandlung schon einmal Komplikationen eingetreten waren, zunächst einmal von einer Gegenanzeige auszugehen, um eine solche besonders sorgfältig auszuschließen.

Überbeweglichkeit

Genauso ist klar, dass bei aktueller Überbeweglichkeit (Hypermobilität oder gar Instabilität) im Behandlungsgebiet nicht durch Mobilisationen oder Manipulationen diese Hypermobilität noch verstärkt wird. Dabei ist es unerheblich, ob es sich um eine anlagebedingte oder eine etwa durch Unfall oder Operation erworbene Überbeweglichkeit handelt. Nur wird uns das überbewegliche Wirbelsäulensegment immer wieder als ein in seiner Bewegung eingeschränktes (also blockiertes) begegnen. Bei einem überbeweglichen Segment reicht die Führung durch die Bänder der Wirbelsäule und durch die auf nur kurze Wirbelsäulenabschnitte wirkenden Muskeln nicht aus. Und gerade dieser Verlust an Führung führt zu einem vermehrten, nicht mehr ausreichend kontrollierten Bewegungsspiel. Mit dem Verlust der unterbewussten Kontrolle über die Bewegung nimmt aber die Möglichkeit von Blockierungen zu. Um dies besser zu illustrieren, sei auf eine einfache Schrankschublade hingewiesen. Ist diese gut geführt, lässt sie sich ohne Probleme auf- und zuschieben. Ist aber die Führung ausgeschlagen, kann es schnell passieren, dass sie beim Öffnen oder Schließen klemmt. Einen »Kolbenfresser« bekommt man bei einem gut eingefahrenen Auto auch nur, wenn sich der Kolben bei seinen Hüben im Zylinder durch eine leichte Kippbewegung – also wenn er nicht mehr sauber geführt wird – verklemmen kann.

Das Gleiche gilt auch für die Führung eines Wirbelgelenkes. Wenn ein eigentlich überbewegliches Wirbelsäulensegment blockiert ist, hat es natürlich zu wenig Bewegung und soll wieder frei gemacht werden. Dazu eignen sich auch die Techniken der Manuellen Medizin einschließlich Manipulation und Mobilisation. In aller Regel lassen sich aber solche Blockierungen besonders leicht lösen, was den Behandler schon an eine Blockierung in einem eigentlich überbeweglichen Segment verweist. Erst nach der Behandlung stellt der Manualmediziner dann fest, dass es sich um eine Bewegungseinschränkung in einem eigentlich überbeweglichen Wirbelsäulenabschnitt gehandelt hat. Das wird der verantwortliche Manualmediziner in sein Behandlungskonzept einbeziehen, unabhängig davon, ob er sich als Chirotherapeut oder Osteopath oder beides begreift.

Osteoporose

Eine weitere Gegenanzeige ist eine Kalksalzverarmung der Wirbelknochen (Osteoporose), wenn es schon zu so genannten Spontanverformungen der Wirbelkörper in Form von Einbrüchen der Grund- und Deckplatten (siehe Kapitel 3) oder sogar echten Wirbelbrüchen ohne erkennbaren Anlass gekommen ist. Es könnten schon bei der Lagerung oder bei der Vorspannung erneute Wirbelbrüche entstehen; solche Fälle sind leider bekannt. Bei einer Kalksalzverarmung ohne Verformung kann dagegen mit sanften Mobilisierungstechniken gearbeitet werden. Besonders bewährt hat sich dabei ein Verfahren, bei dem zwar wie für eine Manipulation gelagert, aber nur mit viel geringerer Kraft vorgespannt wird und nur durch eine vorsichtige Vibrationstechnik in die freie Richtung gearbeitet wird. Der Einsatz der verschiedenen Druckpunkttechniken wird durch die bisher genannten Gegenanzeigen nicht beeinträchtigt.

Gelenksentzündungen

Eine absolute Gegenanzeige für die Anwendung manualmedizinischer Techniken ist eine akute Entzündung im Bereich der betreffenden Gelenke oder der Wirbelsäule. Bei akuten Entzündungen dürfen auch Muskelenergietechniken und Druckpunkttechniken nicht angewendet werden. Hier sind allenfalls sehr sanfte nur druckentlastende Zugtechniken in unproblematischen Richtungen möglich. Allerdings nur, wenn in ausreichender Entfernung vom entzündeten Gelenk angefasst werden kann, da sonst schon das alleinige Anfassen zur Verstärkung der Schmerzen und damit auch der Entzündung kommen kann. Selbst bei weiterbestehenden chronischen Entzündungen kommen nur vorsichtige, sich streng am Gewebe- und Bewegungsgefühl orientierende Mobilisationstechniken, vorsichtig dosierte Muskelenergie- oder myofasziale Techniken sowie ebenfalls Druckpunkttechniken in Frage. Erst nach völligem Abklingen der entzündlichen Phase können auch Manipulationstechniken, die den Kriterien der sanften Manipulation entsprechen, angewendet werden. Besonders bei Patienten mit einer rheumatoiden Arthritis (rheumatischen Gelenkentzündung) müssen Gegenanzeigen im Bereich der Halswirbelsäule äußerst sorgfältig ausgeschlossen werden, da das Rückenmark in diesem besonders sensiblen Bereich durch die rheumatisch bedingte Instabilität stark gefährdet ist. Davor sind bei diesen Patienten alle mobilisierenden oder manipulativen Behandlungen im Halswirbelsäulenbereich zu unterlassen. Natürlich gilt die Gegenanzeige nicht nur für rheumatische Entzündungen, sondern auch für durch Bakterien ausgelöste Entzündungen und für die aktivierten Stadien einer Abnutzungserkrankung von Gelenken (aktivierte Arthrose).

Rheuma

Zu den rheumatischen Entzündungen, bei denen eine klare Gegenanzeige vorliegt, gehören neben der echten rheumatischen Gelenkentzündung auch die Gelenkerkrankungen im Rahmen einer Schuppenflechte und bei Gicht. Auch bei Patienten mit der Bechterew´schen Erkrankung werden während der akuten Entzündungsphasen keine manuellen Behandlungen angewendet.

Tumorleiden

Ganz besonders muss auf den Ausschluss von Tumorleiden mit Befall der Bewegungsorgane geachtet werden. Dabei ist es völlig unerheblich, ob es sich um primär an den Bewegungsorganen gebildete oder sekundär dort aufgetretene Tochtergeschwülste handelt. Bei Frauen muss dabei besonders auf den Brustkrebs geachtet werden, der lange scheinbar ausgeheilt sein kann und auch nach 10 bis 15 Jahren ohne klinische Erscheinungen plötzlich beginnen kann, in der Wirbelsäule Tochtergeschwülste zu bilden. Bei den Männern sind besonders die Knochenmetastasen des Prostatakrebses zu beachten. Tumoren führen oft zu einer verminderten Belastbarkeit und vermehrten Brüchigkeit der Knochensubstanz. Wenn in der Vorgeschichte eine Geschwulsterkrankung angegeben wird, muss unter anderem durch Laboruntersuchungen, Röntgenbilder, Computer- oder Magnetresonanztomogramme und gegebenenfalls auch durch Szintigramme (Aktivitätsuntersuchungen durch Messung der Anreicherung vorher gegebener radioaktiver Substanzen) ein Weiterbestehen oder ein erneutes Auftreten der Geschwulsterkrankung ausgeschlossen werden.

Wie problematisch dies bei schnell fortschreitenden Tumorerkrankungen sein kann, soll der folgende Fall illustrieren: Eine 43-jährige Frau wird von ihrem behandelnden Facharzt an den Chefarzt einer konservativ-orthopädischen Klinik verwiesen, da er selbst die Blockierung im Bereich der mittleren Brustwirbelsäule nicht lösen könne. Er gibt ihr 6 Wochen alte Röntgenbilder mit, die keinen Anhalt für das Vorliegen einer Gegenanzeige ergeben. Der zu Rate gezogene Chefarzt stellt ebenso wie der Voruntersucher Irritationspunkte im Schmerzbereich fest, kann aber bei vorsichtigen Provokationstests keine Richtung feststellen, in welcher der Schmerz und die Spannung in den Irritationspunkten abnehmen. Dies ist ein eindeutiges Anzeichen für eine Gegenanzeige. Der Chefarzt entschließt sich trotz Strahlenschutzbedenken zur Anfertigung neuer Röntgenaufnahmen. Diese zeigen nun zu seiner Verwunderung in zwei Wirbeln deutlich einen zerstörenden Tumor. Dabei handelt es sich um einen besonders bösartigen Tumor, was nicht nur durch das sehr schnelle Wachstum, sondern auch durch die Tatsache belegt wird, dass die Patientin trotz sofortiger Einweisung in eine Spezialklinik nach fünf Monaten ihrem Tumorleiden erlag. Dieser Fall zeigt aber auch, wie wichtig eine Befundüberprüfung vor jeder neuen Behandlung ist.

Unfälle

Wenn Unfälle zu Zerstörungen von Knochen, Gelenkkapseln, Bändern oder Muskeln geführt haben, also nicht nur bei Knochenbrüchen, sondern auch bei Verrenkungen (Luxationen) oder deren Vorstufe, der Subluxation, ist eine manuelle Therapie nicht angezeigt. Das gilt auch für auf den ersten Blick so leichte Verletzungen wie eine Distorsion der Halswirbelsäule (so genanntes Schleudertrauma I. Grades). Auch dabei kann es nicht nur zur Überdehnung von Bändern, sondern sogar zur Bildung von kleinen Blutergüssen und im schlimmsten Fall sogar zu einer Verletzung der Halswirbelarterie (*Arteria vertebralis*) kommen, die sich nicht immer gleich bemerkbar macht. Deshalb soll nach einer solchen Verletzung je nach Beschwerden und muskulärer Verspannung mit einer Mobilisations- oder Manipulationsbehandlung mindestens 4 bis 6 Wochen gewartet werden. Wenn es dabei sogar zu Knochenbrüchen, Verrenkungen oder feststellbaren Bandscheibenverletzungen gekommen ist, muss wie an allen anderen Wirbelsäulenabschnitten auch abgewartet werden, bis wieder eine ausreichende Festigkeit eingetreten ist. Dabei ist es gerade bei einer solchen Verletzung nicht immer leicht, eine unfallbedingte Instabilität von einer unfallbedingten Blockierung zu trennen. Das klingt für Laien verwirrend, ist aber leicht zu erklären: Wenn durch eine Verletzung eine Instabilität eintritt, die dazu führt, dass die Schadensmelder deutlich aktiver werden, versucht unser Körper, das geschädigte Segment durch größere Muskelspannung ruhig zu stellen. Selbst auf Röntgenaufnahmen in Vor- und Rückneigung (Funktionsaufnahmen) imponiert es dann als ein in seiner Beweglichkeit eingeschränktes, also blockiertes Segment.

Bandscheibenvorfall

Bezüglich eines Bandscheibenvorfalles muss gesagt werden, dass es nicht möglich ist, eine gesunde Bandscheibe mit einem manualmedizinischen Eingriff zu zerstören. Auch ein nur auf einer Computer- oder Magnetresonanztomographieaufnahme dargestellter Bandscheibenvorfall oder nur eine Bandscheibenvorwölbung stellt keine Gegenanzeige für eine manualmedizinische Behandlung dar. Überdies muss festgehalten werden, dass deutlich mehr als 50 Prozent der über 50-Jährigen solche Befunde haben, ohne es zu merken. Ein Bandscheibenvorfall stellt nur dann eine Gegenanzeige dar, wenn es zu nachweisbaren Nervenwurzelschäden gekommen ist. Das bedeutet, dass der Arzt bei seiner Untersuchung Empfindungsstörungen, Kraftabschwächungen oder Reflexstörungen in dem von der betroffenen Nervenwurzel versorgten Gebiet feststellt. Deshalb gehört, wenn Patienten über Schmerzen klagen, die auf einen Nervenwurzelschaden hinweisen könnten, die Prüfung von Empfindung, Kraft und Reflexen, wie in Kapitel 4 beschrieben, zu einer sachgerecht durchgeführten Untersuchung, um Gegenanzeigen unabdingbar auszuschließen.

Wenn Lähmungen fortschreiten oder die Patienten Stuhl und Wasser nicht halten können, liegt ein so genanntes *Cauda*-Syndrom vor und der Patient muss unverzüglich in eine operierende Klinik überwiesen werden.

Veränderungen von Blutgefäßen

In mehr oder weniger seriösen Veröffentlichungen in Presse und Fernsehen wird immer wieder auf die Gefahr eines Schlaganfalles nach manualmedizinischer Behandlung an der Halswirbelsäule hingewiesen. Dazu ist festzustellen, dass es bis heute keine nachprüfbare wissenschaftliche Studie gibt, die nachweist, dass es bei einer nach den Regeln der ärztlichen Kunst durchgeführten manuellen Behandlung zu einer Schädigung einer gesunden Arterie kommt. Das gilt auch für die Arterien, die das Gehirn mit Blut versorgen. Eine Gegenanzeige ist allerdings gegeben, wenn bestimmte erbliche Veränderungen solcher Blutgefäße vorliegen oder bereits in der Vorgeschichte Hinweise auf vorübergehende Durchblutungsstörungen des Gehirns (so genannte **transitorische ischämische Attacken**) oder gar schon durchgemachte Schlaganfälle vorliegen. Die Zeichen, die auf eine ohne erkennbare Ursache aufgetretene Verletzung (Spontandissektion) dieser Gefäße hinweisen, hat ein in Manueller Medizin gut weitergebildeter Arzt zu erkennen gelernt und wird bei deren Vorliegen zunächst weitere Ausschlussuntersuchungen veranlassen. Das ist deshalb von besonderer Bedeutung, weil es nach neueren Erkenntnissen nicht durch den Therapeuten (jedenfalls wenn er sich an die in Deutschland gültigen Regeln der sanften Manipulation hält) zu einer Gefäßverletzung kommt, sondern dass die Gefahr besteht, dass eine nicht erkannte Spontandissektion die Ursache für einen in zeitlichem Zusammenhang mit manualmedizinischen Anwendungen auftretenden Schlaganfall ist. Außerdem braucht es nach einer Dissektionsverletzung meist eine längere Zeit, bis sich in den Adern danach Veränderungen einstellen, die zur Bildung von Blutgerinnseln führen. In der Regel liegt der gefährlichste Zeitraum 5 bis 10 Tage nach der Erstmanifestation einer solchen Dissektion. Wenn bei einem Patienten schon einmal eine solche Spontandissektion aufgetreten ist, ist die Gefahr erneuter nicht erkannter Spontandissektionen deutlich höher. Die Warnungen vor dem Auftreten eines Schlaganfalles beruhen meist auf einer Veröffentlichung aus Kanada, die einen Zusammenhang mit den Therapien amerikanischer und kanadischer Chiropraktoren herstellt. Bei diesen Chiropraktoren kommen auch Behandlungstechniken zum Einsatz, die beispielsweise von den qualifizierten Ärzteseminaren der Deutschen Gesellschaft für Manuelle Medizin abgelehnt werden. Insofern werden damit quasi Äpfel mit Birnen verglichen.

Wie weit die erforderlichen Kenntnisse zum Erkennen von Gefahrenzeichen für hirnversorgende Blutgefäße in der Ausbildung nichtärztlicher Manualtherapeuten (Heilpraktiker, sich als Osteopathen betätigende Physiotherapeuten, Chiropraktoren, absolute Laientherapeuten) ausreichend vermittelt werden, kann wegen der sehr unterschiedlichen und nicht immer klar strukturierten Ausbildungsgänge hier nicht mit ausreichender Sicherheit gesagt werden.

Schwindel

Aufgrund der Probleme mit den genannten Blutgefäßen ist auch bei Patienten mit Schwindelerscheinungen besondere Vorsicht geboten. Sosehr die Anwendung der Manuellen Medizin bei einem von der Halswirbelsäule ausgehenden Schwindel ein dankbarer Anwendungsbereich ist, so sehr müssen andere Schwindelarten als Gegenanzeigen angesehen werden. Besondere Vorsicht ist auch bei Patienten geboten, die Blutgerinnungshemmer wie beispielsweise Marcumar oder Sintrom einnehmen.

Bei psychischen Ursachen

Bei Blockierungen, die über muskuläre Verspannungen im Rahmen psychosomatischer Krankheitsbilder (vor allem mit depressiver Komponente) entstanden sind, ist darauf zu achten, dass die Patienten die psychische Ursache ihrer Beschwerden erkennen und akzeptieren. Sonst bringt die Lösung dieser Blockierungen nur einen vorübergehenden Erfolg. Da die Patienten aber die entspannende Wirkung der manualmedizinischen Anwendungen als ausgesprochen angenehm empfinden, besteht die Gefahr, dass sie dadurch »knacksüchtig« werden. Deshalb sind auch Begleitblockierungen bei psychosomatischen Krankheitsbildern dann als Gegenanzeige anzusehen, wenn den Patienten die Einsicht in die Ursache dieser Beschwerden fehlt oder von ihnen diese Einsicht verweigert wird. Eine Gefahr, die zu dieser Gegenanzeige führen kann, besteht darin, dass bei einer erfolgreich durchgeführten Manipulation körpereigene Stoffe (Endorphine) freigesetzt werden, die ein deutliches Wohlgefühl erzeugen. Dadurch kann, wie auch bei Medikamenten mit ähnlicher Wirkung eine gewisse Abhängigkeit erzeugt werden. Es gibt deshalb immer wieder Patienten, die »knacksüchtig« werden. Tritt dieser Zustand ein, muss die weitere manualmedizinische Behandlung ausgesetzt werden. Damit wäre in diesem Fall auch eine Gegenanzeige eingetreten.

Das Alter des Patienten

Es wird immer wieder diskutiert, wie weit das Alter eines Patienten oder fortgeschrittene Abnutzungsveränderungen an der Wirbelsäule Gegenanzeigen darstellen. Das sind an sich keine Gegenanzeigen, wenn nicht in Kombination damit eine der vorgenannten Gegenanzeigen vorliegt. Allerdings stellt die Behandlung von Alterspatienten genauso wie die Behandlung von Kindern besonders hohe Anforderungen an das Gewebegefühl und das technische Können des Behandlers und er wird sich zunächst ein Bild über die Festigkeit der Knochensubstanz der Patienten machen. Gerade bei diesen Patienten wird ein verantwortungsvoller Behandler vor allem mit Druckpunkttechniken oder vorsichtigen Mobilisationen arbeiten. Wenn eine Manipulation erforderlich ist, muss dabei besonders auf die Grundregeln der »sanften Manipulation« gearbeitet werden. Es zeigt sich immer wieder, dass sich schnell herumspricht, wer das besonders gut kann.

Zusammenfassend müssen folgende Gegenanzeigen beachtet werden:

- akute Entzündungen (gleich ob rheumatisch oder infektiös)
- Tumor(Geschwulst)erkrankungen im Behandlungsgebiet
- Frische Unfallfolgen (auch die frische Distorsionsverletzung der Hals-Wirbelsäule)
- Überbeweglichkeit und Instabilität (unter anderem nach Unfall)
- Bandscheibenvorfälle mit nachweisbarem Nervenwurzelschaden
- Kalksalzverarmung der Wirbel mit Spontanverformungen
- Spontandissektionen hirnversorgender Blutgefäße
- Begleitblockierungen bei psychosomatischen Krankheitsbildern ohne Einsicht der Patienten in die Grundursache
- »Knacksucht«

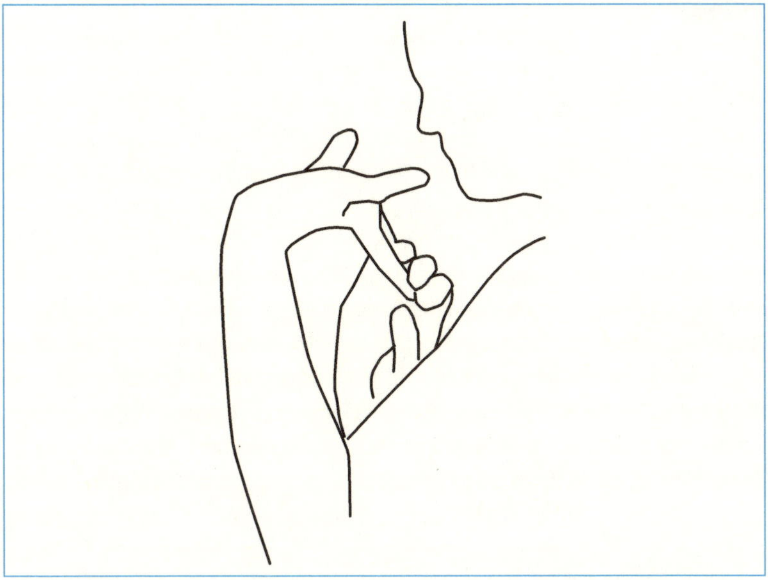

Abb. 36: Beispiel für eine starke Überbeweglichkeit (Hypermobilität). Eine solche Überbeweglichkeit in einem Gelenk oder einem Bewegungssegment der Wirbelsäule stellt eine Gegenanzeige für eine Mobilisation oder Manipulation an diesem Gelenk dar.

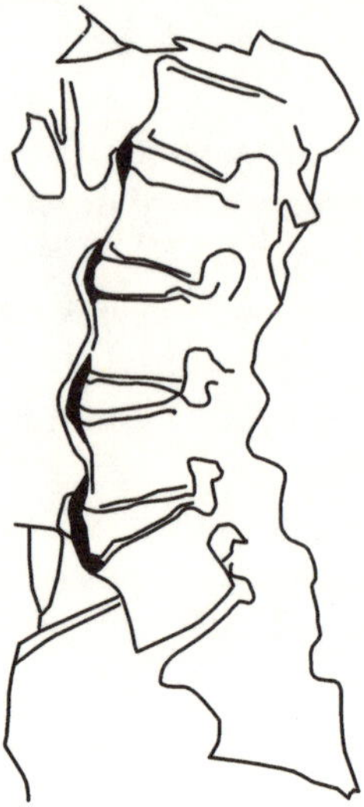

Abb. 37: Röntgenbild einer Wirbelsäule mit einer versteiften rheumatischen Erkrankung (Morbus Bechterew). In diesem Abschnitt ist keine Mobilisation oder Manipulation angezeigt.

Kapitel 9:

Wer darf Manuelle Medizin anwenden?

Im Bereich der Manuellen Medizin und in der Manuellen Therapie sind außer Ärzten mit manualmedizinischer Ausbildung (in Manueller Medizin/Chirotherapie und/oder Osteopathie) auch Heilpraktiker, Chiropraktoren, Physiotherapeuten und in nicht zu unterschätzendem Maße auch Laien ohne Heilpraktikerzulassung tätig. (Die Manuelle Therapie umfasst hierbei diejenigen Teile der Manuellen Medizin, die auch von Physiotherapeuten ohne Heilpraktikerzulassung ausgeübt werden dürfen). Es ist klar, dass sich diese sowohl hinsichtlich ihrer Ausbildung als auch hinsichtlich ihrer fachlichen Kompetenz deutlich voneinander unterscheiden. Nichtärztliche Osteopathen benötigen genauso wie Chiropraktoren eine Zulassung als Heilpraktiker, wenn sie als solche praktizieren wollen.

Die Laienbehandler ohne Heilpraktikerzulassung sind oft auf dem Land anzutreffen, wo in den Familien das Wissen um den Einsatz manueller Behandlungen von Generation zu Generation weitergegeben wird. Dabei werden allerdings teilweise auch Techniken und Kräfte eingesetzt, die bei Einsatz durch einen Arzt mit großer Wahrscheinlichkeit zu einem Klageverfahren führen würden.

Eine neue Berufsgruppe, die sich einer manuellen Technik bedient, sind die Vitalogisten. Diese sagen allerdings, dass sie keinen Heileingriff durchführen, sondern nur eine Wellness-Behandlung.

Ärzte

Seitdem die Ärztekammern die qualifizierte Bereichsbezeichnung Manuelle Medizin/Chirotherapie eingeführt haben, ist die ärztliche Weiterbildung für diesen Bereich in der Weiterbildungsordnung für Ärzte geregelt. Nach deren Vorgaben haben sich nicht nur die Ärzteseminare der Deutschen Gesellschaft für Manuelle Medizin, sondern auch alle anderen ärztlichen Anbieter zu richten. Mit Inkrafttreten der neuen Weiterbildungsordnung für Ärzte wird zudem eine als Fachgespräch bezeichnete Prüfung für diesen Bereich eingeführt. Außerdem bieten praktisch alle wesentlichen anerkannten Weiterbildungsinstitutionen ihren Schülern ergänzende osteopathische Fortbildungen an.

Physiotherapeuten

Bei den Physiotherapeuten (Krankengymnasten) ist der Ablauf der Weiterbildung in Manueller Therapie ebenso wie bei den Ärzten genau festgelegt worden. In dieser Ausbildung dürfen nur Ärzte und Physiotherapeuten tätig werden, die eine Anerkennung ihrer Lehrbefähigung durch den Bundesverband der Innungskrankenkassen haben. Das wird insgesamt durch die Krankenkassen geregelt und auch im Rahmen von Prüfungen genau kontrolliert. Physiotherapeuten werden auf ärztliche Verordnung tätig. Der Arzt verordnet in diesen Fällen »Krankengymnastik mit manueller Therapie«. Er ist verpflichtet, die Anzeige (Indikation) für die Durchführung dieser Behandlung genau zu prüfen. Für die Indikationsstellung ist der Arzt verantwortlich, für die ordnungsgemäße Durchführung ist es der Physiotherapeut. Ein Arzt darf aber keine Manipulationsbehandlungen an der Wirbelsäule an Physiotherapeuten delegieren. Vor einer Manipulationsbehandlung an der Wirbelsäule soll jedes Mal die Anzeigestellung erneut geprüft werden. Das ist nur mittels ärztlicher Diagnostik möglich. Außerdem besteht dafür eine Pflicht zur ärztlichen Aufklärung über eventuell vorhandene Risiken und der Behandler sollte im ungünstigsten Fall einer Komplikation in der Lage sein, die notwendigen Maßnahmen zu ergreifen. Dabei wird es sich meistens um das Anlegen einer Infusion oder sogar eine Intubation und Beatmung handeln. Das kann im Zweifelsfall kein Laientherapeut. Auch der Heilpraktiker wäre in einem solchen Falle darauf angewiesen, den Notarzt zu rufen.

Einige Physiotherapeuten haben aber inzwischen neben ihrer Physiotherapiepraxis noch eine Heilpraktikerzulassung erworben, um auch manipulative und osteopathische Behandlungen ohne ärztliche Verordnung durchführen zu können. Diese Tätigkeit führen sie dann zeitlich getrennt von ihrer Physiotherapiepraxis durch, um ihre Zulassung zur Behandlung im Rahmen der Sozialversicherung nicht zu verlieren.

Heilpraktiker

Die manualmedizinische Fortbildung der Heilpraktiker ist insgesamt nicht gesetzlich geregelt, so dass es keinen verbindlichen Standard für die Ausbildung eines Heilpraktikers, der auf seinem Schild das Wort »Chiropraktik« stehen hat, gibt. Ebenso wenig ist die Bezeichnung »Osteopath« geschützt. Meist handelt es sich bei dieser Ausbildung lediglich um einige Wochenendkurse.

Chiropraktoren

Bei den Chiropraktoren (D.C.) handelt es sich in aller Regel um Absolventen amerikanischer Chirotherapieschulen, die aber wie auch die Colleges für osteopathische Medizin durchaus sehr verschiedene Standards haben. Bei den amerikanischen Chiropraktoren werden aber Behandlungen oft noch im »Abonnementverfahren« durchgeführt. Das wird von den europäischen Manualmedizinern streng abgelehnt, da erstens vor jeder erneuten Behandlung eine Überprüfung der Notwendigkeit gefordert wird und zweitens ein solches Verfahren bei ohnehin schon hypermobilen (überbeweglichen) Patienten dem Fortschreiten der Überbeweglichkeit Vorschub geleistet wird. Im Gegensatz zu den amerikanischen Chiropraktoren, die auch in den USA und in Kanada letztlich als Laienbehandler (etwa im Sinne unserer Heilpraktiker) tätig sind, sind die amerikanischen Osteopathen mit Universitätsabschluss (D.O.) gesetzlich den Ärzten gleichgestellt worden.

Osteopathen

Für die europäischen nichtärztlichen Osteopathen gilt das nicht. Die nichtärztlichen Osteopathen begründen ihre Forderung nach einem eigenständigen Berufsbild »Osteopath« vor allem damit, dass sie ein 5-jähriges berufsbegleitendes »Studium« mit einer Gesamtstundendauer von 1350 Stunden absolvieren. Das sind pro Jahr ca. 270 Stunden. Davon entfallen auf theoretische Grundlagen wie Anatomie, Krankheitslehre, Pharmakologie zwischen 650 und 700 Stunden. Mit einem 6-jährigen Vollzeitstudium eines Arztes während seiner Grundausbildung und einer anschließenden 5 bis 6-jährigen Facharztweiterbildung ist dies in keiner Weise vergleichbar. Damit hat der Arzt durch seine inklusive der Osteopathie ca. 700 Stunden dauernde manualmedizinische Ausbildung die wesentlich besseren Voraussetzungen, vor allem hinsichtlich diagnostischer Abwägungen und dem Erkennen von Gegenanzeigen.

Die Patienten müssen sich allerdings auch darüber im Klaren sein, dass beim Auftreten eines Zwischenfalles die Haftung eines nichtärztlichen Behandlers durchaus eingeschränkt ist. Es ist schlechterdings nicht möglich, einen Nichtarzt wegen eines »ärztlichen Behandlungsfehlers« zu belangen. Bei einem Laientherapeuten ohne Genehmigung zur Ausübung der Heilkunde nach dem Heilpraktikergesetz ist das überhaupt nicht möglich.

Vertreter folgender Berufe werden in der manualmedizinischen Betreuung von Patienten tätig:

- Ärzte
- Chiropraktoren (mit Heilpraktikerzulassung)
- Heilpraktiker
- Physiotherapeuten
- Laientherapeuten ohne Heilpraktikerzulassung

Kapitel 10:

Risiken und rechtliche Fragen

Wie in allen Gebieten und Bereichen der Medizin ergeben sich auch im Bereich der Manuellen Medizin durch eventuelle Behandlungsrisiken eine Reihe rechtlicher Fragen. Dabei ist die Konsequenz aus der jeweils gültigen Rechtsprechung zu beachten. Es ist selbstverständlich, dass die dem derzeit gültigen Stand der medizinischen Wissenschaft entsprechenden Standards hinsichtlich der Behandlungsplanung und Behandlungsdurchführung zu beachten und Gegenanzeigen sorgfältig auszuschließen sind. Das sind auch die Fragen, die im ungünstigsten Falle ein Gutachter zu beurteilen hat.

Der Gutachter wird gefragt, ob eine Anzeige (Indikation) für die Durchführung der strittigen Behandlung vorlag und ob diese nach den gültigen medizinischen Standards durchgeführt wurde. Wenn man den meist reißerisch und wenig sachlich aufgemachten Veröffentlichungen in Presse und Fernsehen vollen Glauben schenkt, dann zerstören Manualmediziner Bandscheiben und hirnversorgende Blutgefäße. Es gibt allerdings dafür, dass eine nach den Regeln der ärztlichen Kunst angewendete manualmedizinische Behandlung solche Folgen hervorruft, keinen Beleg. Die Gefahr besteht vielmehr darin, dass Vorschädigungen nicht erkannt werden oder aber nicht erkennbar sind. Selbstverständlich ist an der Wirbelsäule jedes kraftvolle »Durchreißen« zu vermeiden. Das verstieße auch eindeutig gegen allgemein anerkannte Standards.

Die Aufklärung durch den Arzt

Die wichtigste rechtliche Konsequenz aus den Ausführungen dieses Kapitels ist die Notwendigkeit der Aufklärung durch den Arzt. Bei Nichtärzten ist die Frage der Aufklärung noch nicht genau definiert. Allerdings ist ein Heilpraktiker verpflichtet, in Fällen, in denen er gravierende Organerkrankungen vermutet, diese aber mit seinen Mitteln nicht klar erkennen kann, den Patienten darauf hinzuweisen und ihn gegebenenfalls einem Arzt vorzustellen. Der Arzt ist wiederum verpflichtet, den Patienten zunächst darüber aufzuklären, welche Behandlung er an ihm vorzunehmen gedenkt. Dies nennt man Verlaufsaufklärung.

Außerdem ist er zur Risikoaufklärung verpflichtet, er hat seinen Patienten also über eventuell auch bei einer sachgerechten Behandlung auftretende Gefahren aufzuklären. Diese Aufklärung kann nur mündlich oder auch schriftlich erfolgen. Sie muss aber in jedem Fall dokumentiert werden. Allerdings erspart die schriftliche Aufklärung später oft unschöne Auseinandersetzungen über Durchführung und Inhalt der Aufklärung. Ich selbst habe als Sachverständiger häufig die Erfahrung machen müssen, dass bei nicht schriftlich durchgeführter Aufklärung die

Angaben über eine durchgeführte Aufklärung und gegebenenfalls deren Inhalt sehr weit auseinander lagen.

Behandlungen an der Bandscheibe

Für Behandlungen an der Bandscheibe ist festzustellen, dass Vorwölbungen derselben, die eine Vorstufe des Bandscheibenvorfalles darstellen, und selbst echte bereits vorhandene Bandscheibenvorfälle den Patienten kaum Beschwerden machen, weil sie, durch ihre Lage bedingt, weder direkt auf eine Nervenwurzel drücken noch die Nerven im hinteren Längsband der Wirbelsäule reizen. Wenn eine solche Veränderung vorliegt, reicht bereits häufig eine Alltagsbewegung oder Alltagsbelastung aus, aus einer Vorwölbung einen echten Vorfall zu machen oder vorgefallenes Bandscheibengewebe so zu verlagern, dass es auf eine Nervenwurzel drückt und damit einen echten Wurzelschaden hervorruft. Das kann naturgemäß auch bei der Lagerung oder Einstellung zu einer gezielten manuellen Wirbelsäulenbehandlung geschehen. Diese Gefahr wird aber weitestgehend durch die schon erwähnte diagnostische Probemobilisation ausgeschlossen. Wenn bei Lagerung, Vorspannung oder diagnostischer Probemobilisation Bandscheibengewebe auf eine Nervenwurzel gedrückt wird, gibt der Patient einen im Versorgungsgebiet dieser Nervenwurzel ausstrahlenden Schmerz an. Das bedeutet, dass einer nach den Regeln der ärztlichen Kunst durchgeführten manuellen Behandlung höchstens die Bedeutung einer Gelegenheitsursache im Sinne der gesetzlichen Unfallversicherung zukommt. Eine solche Bagatellursache ist letztlich der berühmte Tropfen, der das Fass oftmals zum Überlaufen bringt. Nach der derzeit gültigen Rechtsprechung ist der Patient dennoch über diese Möglichkeit aufzuklären.

Nervenwurzelbedingte Schmerzen

Wenn sich nervenwurzelbedingte Schmerzen nicht sofort im Rahmen der Behandlung einstellen, sondern erst in der späteren Folge auftreten, wird ein direkter Zusammenhang abgelehnt. Bei einer entsprechend vorgeschädigten Bandscheibe reichen mitunter selbst so alltägliche Ereignisse wie das Ein- und Aussteigen beim Auto- oder Busfahren aus, um ebenfalls einen Bandscheibenvorfall hervorzurufen.

Schlaganfall

Des Weiteren müssen die Patienten über die sehr seltene Möglichkeit (unter 0,01 Promille) eines Schlaganfalles aufgeklärt werden. Wie bereits erwähnt, gibt es jedoch keine Anhaltspunkte dafür, dass eine nach den Regeln der ärztlichen Kunst angewendete gezielte Manipulation oder Mobilisation eine gesunde Halswirbelsäulenarterie schädigt. Es ist aber nicht immer möglich (siehe Kapitel 8), eine Vorschädigung zu erkennen. Ein gut geschulter Arzt hat aber gelernt, die Zeichen für eine vorbestehende Schädigung zu erkennen, und wird diese Gefahr dann durch ergänzende Untersuchungen ausschließen oder bei geringstem Verdacht auf Behandlungsalternativen ausweichen. Trotzdem muss der Patient über diese sehr seltene Gefahr aufgeklärt werden, da über ein Ereignis, dessen Gefahr mit einer bestimmten Behandlungsmethode in ursächlichem Zusammenhang gebracht wird (eingriffspezifisches Risiko genannt), unabhängig von seiner extremen Seltenheit, aufgeklärt werden muss. Ich selbst habe in 36 Jahren manualmedizinischer Tätigkeit mit über 100 000 Halswirbelbehandlungen noch keinen solchen Zwischenfall erlebt.

Risiken aus der begleitenden Behandlung

In die Aufklärung müssen nicht nur die direkten manuellen Behandlungen und ihre sehr seltenen Risiken einbezogen werden, sondern genauso eventuelle Risiken einer in Kombination damit eingesetzten begleitenden Behandlung. Dabei ist es unerheblich, ob es sich um die Gabe von Medikamenten, um verordnete physikalisch-therapeutische Maßnahmen oder eine Spritzentherapie handelt. Welche scharfen Ansprüche die Justiz heute an die Aufklärung stellt, kann jeder in den Beipackzetteln seiner Medikamente feststellen. Wer heute den Beipackzettel seines Rheuma- oder Schmerzmittels gründlich liest und dann das Medikament trotzdem nimmt, muss wirklich starke Schmerzen haben. Dazu ist aber auch festzustellen, dass die Zahl der Schädigungen durch Medikamente nicht nur absolut, sondern auch prozentual um das mehr als Tausendfache höher liegt als die Zahl der Schädigungen durch Manuelle Medizin.

Wie problematisch diese Aufklärung überhaupt ist, zeigt eine Untersuchung, in der Patienten darüber befragt wurden, was sie nach drei Tagen noch über das sehr ausführliche Aufklärungsgespräch vor einer Operation wussten. Das Ergebnis war niederschmetternd. Wenn ein volljähriger Patient aber seinem langjährigen Arzt vertraut, kann er von sich aus durchaus auf eine Risikoaufklärung verzichten. Aber auch ein solcher Aufklärungsverzicht muss schriftlich festgehalten werden.

Eine weitere Frage, die sich bei der ärztlichen Risikoaufklärung stellt, ist, wie lange ein einmaliges Aufklärungsgespräch gilt. Man sollte davon ausgehen, dass ein Patient, der nach drei Wochen zu einer erneuten Behandlung kommt, sich noch an die wesentlichen Fakten erinnern kann. Im Zweifelsfall wird der Arzt danach fragen. Wenn ein Patient nach sechs Wochen bestätigt, dass er noch um die extrem seltenen Gefahren einer solchen Behandlung weiß, ist auch das ausreichend. Später wird der Arzt aber zur Sicherheit des Patienten ein erneutes Aufklärungsgespräch führen.

Behandlungsfehler

Auf die Folgen klarer Behandlungsfehler müssen die Behandler nicht hinweisen, da von einem nach den Regeln der ärztlichen Kunst durchgeführten Eingriff auszugehen ist. Ein schwerer Fehler, vor dem nicht eindringlich genug gewarnt werden kann, ist eine Manipulation in Narkose oder unter der Einwirkung einer lokalen Betäubung. In Hamburg wurde vor über 15 Jahren ein Todesfall nach einer manuellen Behandlung an einem Patienten in Vollnarkose berichtet. Das kann aber nur dem Durchführenden und nicht der Methode angelastet werden. Alle maßgeblichen Weiterbilder in Deutschland weisen eindringlich darauf hin, dass ein solches Vorgehen nicht vertretbar ist. Eine vorher im Behandlungsgebiet durchgeführte Injektion mit einem Lokalbetäubungsmittel verhindert die Warnfunktion der Schadensmelder bei der »diagnostischen Probemobilisation« und damit gegebenenfalls den Ausschluss von Gegenanzeigen. Deshalb ist dies auch in jedem Fall zu unterlassen.

Eine weitere rechtliche Frage, die immer wieder gestellt wird, ist die nach dem Alter der Röntgenaufnahmen, die zum Ausschluss von Gegenanzeigen angefertigt wurden. Wenn nicht, wie zuvor bereits geschildert, besondere Umstände die Anfertigung einer Röntgenaufnahme in kürzerem Zeitabstand erfordern, gilt eine Röntgenaufnahme aus dem letzten Jahr als ausreichend. Behandelt der Arzt den Patienten schon viele Jahre und ergeben sich aus der Entwicklung seiner Leiden keine Verdachtsmomente, werden in aller Regel auch zwei Jahre alte Aufnahmen noch als genügend angesehen.

Die für eine Risikoaufklärung vor einer gezielten Manipulation geltenden Kriterien gelten uneingeschränkt auch für die Anwendung osteopathischer HVLA-Techniken (*high velocity low amplitude*). Schließlich handelt es sich dabei nur um eine andere Namensgebung für eine im Grundsatz gleiche Anwendung.

Für rechtliche Fragen im Zusammenhang mit manualmedizinischen Anwendungen sind folgende Faktoren wesentlich:

- Verlaufsaufklärung
- Risikoaufklärung
- Vordiagnostik
- Dokumentation
- Vermeidung von Behandlungsfehlern

Anhang

Glossar

Ansatztendinose: Durch dauerhafte verstärkte Muskelspannung entstandene schmerzhafte Verhärtung der Ansatzsehne eines Muskels, die sich bei Belastung verstärkt.

Akupunktmassage: Spezifische Massageform, die sich der Energiebahnen des Körpers (aus der Traditionellen Chinesischen Medizin) bedient.

Antagonisten: Die »Gegenspieler« eines Muskels. Also bei einem Beugemuskel die ihm entgegenwirkenden Streckmuskeln.

Arthrose: Abnutzungserkrankung eines Gelenkes.

Atlas: Oberster Halswirbel. Bildet mit dem Hinterhauptsbein die oberen Kopfgelenke.

Atlastherapie: Richtung der Manuellen Medizin, die den Atlas in den Mittelpunkt ihrer Untersuchungs- und Behandlungstechniken stellt.

Aufklärung: Teilbereich der ärztlichen Auskunft, der dem Patienten Kenntnis von der vorgesehenen Behandlung und eventuell damit verbundenen Risiken gibt. Dem Patienten ist dabei das Wissen zu vermitteln, das er für die Entscheidung zur Einwilligung in die vorgesehene Behandlung benötigt.

Bewegungsendgefühl: Das bei einer passiven Bewegungsprüfung am Ende des Bewegungsweges tastbare Anschlaggefühl (weich, fest-elastisch, hart-elastisch, hart).

Bindegewebe: Im ganzen Körper vorhandenes, aus Bindegewebszellen und Zwischenzellsubstanz bestehendes Körpergewebe, das sich als Hüllgewebe um Muskeln, Gefäße, Nerven und Organe, als Füllgewebe zwischen Organen und als Gerüstgewebe (Bänder, Sehnen) findet.

Blockierung: Eine durch körperliche Untersuchung festgestellte funktionelle Einschränkung der Bewegung in einem Wirbelsäulensegment oder Extremitätengelenk, die durch manuelle Behandlungstechniken behoben werden kann.

Chiropraktik: Handgrifftechnik, welche von Nichtärzten mit unterschiedlicher Ausbildung ausgeübt wird. In den USA und in Australien sind Absolventen von Chirotherapieschulen berechtigt, den Titel eines »Doktor der Chiropraktik« (D.C.) zu führen.

Chirotherapie: In der Weiterbildungsordnung für Ärzte festgelegte Bereichsbezeichnung (nach der neuen Weiterbildungsordnung auch Manuelle Medizin) für Ärzte mit abgeschlossener Ausbildung in Manueller Medizin. Sie beinhaltet die wesentlichen Untersuchungs- und Behandlungstechniken dieses Bereiches.

Chronifizierung: Übergang eines Leidens/einer Krankheit in einen langsamen schleichenden Dauerverlauf. Bei der Chronifizierung eines Schmerzes besteht wegen einer Änderung der Schmerzverarbeitung im Zentralnervensystem die Gefahr der Entstehung einer »Schmerzkrankheit«.

Deblockierung: Lösung einer Blockierung durch manuelle Behandlungstechniken.

Dehntechniken: Weiche manuelle Einwirkungen auf dehnbare Gewebe wie Muskeln, Haut, Unterhaut und Bindegewebe.

Dissektion: Bei Arterien Aufspaltung der Arterienwand, besonders zwischen der Innenwand und der muskulären Mittelschicht des Blutgefäßes.

Distorsion: Verstauchung oder Verzerrung eines Gelenkes bei gewaltsamem Überschreiten der normalen Bewegungsgrenze.

Druckpunkttherapie: Durch dosierten Druck auf verschiedene Arten von reflektorisch reagierenden Punkten (Akupunkturpunkte, Irritationspunkte, Osteopathiepunkte, Triggerpunkte) vorgenommene Behandlung, die zu einer Spannungsminderung führen soll.

Dyskinesie: Schmerzhafte Bewegungsstörung insbesondere von Hohlorganen (beispielsweise Gallenblase, Harnblase oder Darm).

Faszien: Bindegewebige Hüllen von Muskeln oder Organen.

Fibromyalgie: Krankheitsbild unklarer Entstehung (häufig bei Depressiven) mit Schmerzen in verschiedenen Körperregionen und allgemein verringerter Leistungsfähigkeit.

Funktionsbewegung: Die von uns willkürlich mit Hilfe eigener Muskelkraft durch führbare mögliche Bewegung eines Gelenkes.

Gelenkspiel: Beinhaltet alle nur passiv prüfbaren Bewegungen eines Gelenkes, also die Möglichkeit des Auseinanderziehens der Gelenkflächen, ihre parallele Verschieblichkeit gegeneinander und das Prüfen des Bewegungsendgefühls.

Hypermobilität: Gegenüber dem Normalen vermehrte Beweglichkeit durch angeborene oder erworbene Abweichungen an den Gelenken oder im Weichteilmantel derselben.

Indikation: Das »Angezeigtsein« einer bestimmten Behandlung bei einem Leiden.

Instabilität: Vermehrte Beweglichkeit mit verminderter Führung einer Bewegung ohne die Möglichkeit einer dauerhaften willentlichen Kompensation.

Isometrische Muskelkontraktion: Muskelanspannung, ohne dass eine Bewegung angestrebt wird oder entsteht. Bewirkt also nur eine Spannungszunahme.

Kapselmuster: Für ein Gelenk typische Bewegungsstörung, wenn diese ihren Ursprung im Gelenk selbst hat.

Karpaltunnelsyndrom: Durch einen Nervenengpass an der Beugeseite des Handgelenkes hervorgerufene Schmerzen und Empfindungsstörungen.

KISS-Syndrom: »Kopfgelenkinduzierte Symmetriestörung«. Eine Schräglagedeformität bei Säuglingen und Kleinkindern, die von einer manualmedizinischen Schule auf die Kopfgelenke zurückgeführt wird, aber auch bei Störungen aus anderen Strukturen entstehen kann.

Kopfgelenke: Gelenkige Verbindung zwischen Hinterhaupt und Halswirbelsäule. Sie werden aufgeteilt in obere Kopfgelenke zwischen Hinterhaupt und Atlas sowie untere Kopfgelenke zwischen dem ersten (Atlas) und zweiten (Axis = Dreher genannt) Halswirbel.

Lokalanästhesie: Örtliche Betäubung durch Einspritzung von Medikamenten oder örtliche Kälteanwendung (z.B. Chloraethylspray).

Manipulation: Wirbel- oder Gelenkbehandlungstechnik, die mit zeit- und wegemäßig sehr kurzen Impulsen mit möglichst geringer Kraft durchgeführt wird.

Migräne: Halbseitenkopfschmerz mit Übelkeit, Lichtempfindlichkeit und Neigung zu Erbrechen.

Mobilisation: Weiche Wirbel- oder Gelenkbehandlungstechnik, die mit weichen, langsamen und wiederholten Schüben oder Zügen arbeitet.

Morbus Bechterew: Nach dem russischen Nervenarzt Bechterew benannte entzündlich-rheumatische Krankheit mit zunehmender Versteifung der Beckengelenke, der Wirbelsäule und der Rippengelenke.

Muskeldehnung: Dehnung eines Muskels entweder in Richtung seines Faserverlaufes (Längsdehnung) oder quer dazu. In der manualmedizinischen Behandlung meist nach minimaler isometrischer Anspannung. Im Stretching beim Sport meist kräftige Dehnung nach maximaler isometrischer Anspannung.

Myofasziale Techniken: Vorsichtig dosierte Mobilisations- oder Drucktechniken zum Entspannen von Faszien und/oder Muskeln (je nach Intensität).

Neuraltherapie: Von Huneke 1925 eingeführte Behandlungsform, die durch gezielte Einspritzungen von Medikamenten in einem »Störfeld« wieder einen Normalzustand herstellen und damit den Heilungsvorgang einleiten soll.

Normmobilität: Bezeichnet die für das jeweilige Individuum normale Beweglichkeit, die je nach Konstitution, Trainingszustand und Alter verschieden ist.

Nozizeptoren: Freie Nervenendigungen, beispielsweise in der Kapsel eines Wirbelgelenkes, die auf schädliche Einwirkungen reagieren und zum Beispiel Schmerzreize weiterleiten. Lösen bei ausreichender Intensität der Reize über das Zentralnervensystem spezifische Reaktionen aus.

Osteopathie: Zweig der Manuellen Medizin, der von Andrew T. Still gegründet wurde. Heute die Hauptrichtung der Manuellen Medizin in den USA.

Osteoporose: Knochenerkrankung verschiedener Ursachen, die mit einer Verminderung des Kalksalzgehaltes einhergeht und zur vermehrten Knochenbrüchigkeit (Oberschenkelhalsbrüche, Wirbelbrüche) führt.

Prophylaxe: Maßnahmen zur Verhütung von Krankheiten (primäre Prophylaxe) oder zur Verhütung des Wiederauftretens von Krankheiten (sekundäre Prophylaxe), kurz gesagt: »Vorbeugung«.

Probemobilisation, diagnostische: Letzter Schritt der manuellen Diagnostik vor der Durchführung einer Manipulation (zum Ausschluss von bis dahin nicht erkannten Gegenanzeigen).

Prolotherapie: Einspritzung von Medikamenten, die die Bindegewebsbildung anregen, in den Bandapparat der Wirbelsäule oder von Gelenken.

Pseudoradikuläres Syndrom: Von der Wirbelsäule ausgehende Schmerzen meist mit Ausstrahlungen in die Arme oder Beine, aber auch um den Rumpf ohne Zuordnung zu einer Nervenwurzel.

Psychosomatik: Lehre von den Beziehungen zwischen Leib und Seele, in der heutigen Form von den psychischen Einflüssen auf das Körpergeschehen.

Reflextherapie: Eingriff in das körperliche oder seelische Reflexgeschehen (damit Anregung reflektorischer Vorgänge) zu Heilzwecken.

Rehabilitation: Maßnahmen zur Wiedereingliederung Kranker und Geschädigter in das Alltags- und Berufsleben.

Rezeptoren: Für bestimmte Reize empfindliche Nervenendorgane oder Nervenendigungen in den verschiedenen Körpergeweben.

Rezidiv: Wiederauftreten einer Krankheit oder Körperstörung nach deren zunächst erfolgreicher Behandlung.

Spasmus: Verkrampfung, besonders die Verkrampfung von Muskeln (auch an inneren Organen als Koliken) oder Muskelgruppen.

Spontandissektion: Eintritt einer Dissektion (s.o.) ohne erkennbare Ursache.

Subluxation: Im eigentlichen Sinne unvollständige Verrenkung eines Gelenkes; von den Chiropraktoren als Begriff für eine Bewegungsstörung benutzt, die dem Begriff der Blockierung entspricht.

Sudeck-Syndrom: Reaktive, durch Nerven- u. Gefäßstörung verursachte Weichteil- u. Knochenveränderung an Händen oder Füßen. Besonders nach Unfallverletzungen.

Synergisten: Mit einem Muskel in der Erzielung einer Bewegung gleichsinnig zusammenarbeitende andere Muskeln.

Tennisellenbogen: Infolge Überbeanspruchung oder Fernwirkung (beispielsweise Halswirbelblockierung) entstandene Ursprungstendinose (s. u.) der Streckmuskulatur am Unterarm.

Tiefenkontakt: Feste Kontaktaufnahme mit der Hand auf dem zu bewegenden Teil der Wirbelsäule oder eines Gelenkes vor einer Manipulation oder Mobilisation; sichert vor einem Verrutschen und damit vor einer Einwirkung an falscher Stelle.

Tinnitus: Ohrgeräusch mit vielen möglichen Ursachen.

Transitorisch-ischämische Attacke: Vorübergehende Durchblutungsstörung eines Gehirnabschnittes mit flüchtigen Zeichen eines Schlaganfalles.

Triggerpunkt: Schmerzhafter Druckpunkt über einer Verhärtung in einem Muskel oder auch im Unterhautgewebe, der auf Druck mit einer Schmerzausbreitung reagiert.

Ursprungstendinose: Durch dauerhaft verstärkte Muskelspannung erzeugte schmerzhafte Verhärtung der Ursprungssehne eines Muskels, die sich bei Belastung verstärkt.

Verkettung: Regelhafte Kombination von Störungen innerhalb der Bewegungsorgane oder auch von Störungen der Bewegungsorgane im Zusammenhang mit inneren Organen.

Verriegelung: Herbeiführung der Verschlussstellung eines Wirbelsäulensegmentes, um die unerwünschte Mitbewegung in nicht zu behandelnden Abschnitten zu verhindern.

Vorspannung: Spannungsaufnahme in beabsichtigter Behandlungsrichtung vor einem manipulativen Impuls, um ein Zerren an den Weichteilen und eine zu große Impulsbewegung zu verhindern.

Weichteiltechniken: Durch Druck oder ungezielte Dehnungsreize auf Weichteile an der Wirbelsäule oder an den Gelenken einwirkende manuelle Techniken.

Adressen

Deutsche Gesellschaft für Manuelle Medizin e.V.
Geschäftsstelle
Westbahnhofstraße
07745 Jena

Dr.-Karl-Sell-Ärzteseminar Neutrauchburg (MWE) e.V.
Riedstr. 5
88316 Isny-Neutrauchburg

Ärzteseminar Berlin (ÄMM) e.V.
Frankfurter Allee 263
10317 Berlin

Ärzteseminar Hamm-Boppard (FAC) e.V.
Obere Rheingasse 3
56154 Boppard

Akademie für Manuelle Medizin
an der Westfälischen Wilhelms-Universität Münster
von-Esmach-Str. 50
48149 Münster

Ärztegesellschaft für Atlastherapie und Manuelle Kinderbehandlung (ÄGAMK)
Hof Pries 18
24159 Kiel

Österreichische Ärztegesellschaft für Manuelle Medizin (ÖGÄMM) e.V.
Speisinger Str. 109
A-1130 Wien

Österreichische Arbeitsgemeinschaft für Manuelle Medizin nach Dr. Karl Sell
(ÖAMM) e.V.
Wagner-Jauregg-Platz 1
A-8053 Graz

Schweizerische Ärztegesellschaft für Manuelle Medizin (SÄMM)
Renggerstr. 71
CH-8022 Zürich

Deutsche Gesellschaft für Chirotherapie (DGCh) e.V.
Max-Brod-Weg 4
70437 Stuttgart-Freiberg

Gesamtdeutsche Gesellschaft für Manuelle Medizin (GGMM) e.V.
Andreas-Werckmeister-Str. 10
38820 Halberstadt

Deutsch-Amerikanische Akademie für Osteopathie (DAAO) e.V.
Riedstr. 5
88316 Isny-Neutrauchburg

Deutsche Gesellschaft für Osteopathische Medizin (DGOM) e.V.
Obere Rheingasse 3
56154 Boppard

Verband der Osteopathen Deutschlands (VOD) e.V.
Untere Albrechtstr. 5
65185 Wiesbaden

Akademie für Osteopathie in Deutschland
Römerschanzenweg 5
82131 Gauting

Kliniken mit besonderem Schwerpunkt Manuelle Medizin

Helmuth-Ulrici-Kliniken Sommerfeld
Waldhausstraße
16766 Kremmen

Rehabilitationsklinik Ahrenswoop
18374 Ahrenswhoop

Reha-Klinik Damp
24351 Damp

Fachklinik für Orthopädie und Rheumatologie Teufelsbad
38889 Bad Blankenburg

Reha-Klinik
39218 Schönebeck-Bad Salzelmen

Loreley-Kliniken
56329 St.Goar

Klinik Falkenburg
76332 Bad Herrenalb

Schwarzwaldklinik
79189 Bad Krozingen

Argentalklinik für konservative Orthopädie und Rheumatologie
88316 Isny-Neutrauchburg

Rheumaklinik
94072 Bad Füssing

Klinik Bavaria
97688 Bad Kissingen

Klinik Hohenlohe
98980 Bad Mergentheim

Klinik und Poliklinik für Kinder- und Jugendneuropsychiatrie
Zentrum für Nervenheilkunde der Universität Rostock
18147 Rostock

Universitätsklinikum Jena
Institut für Physiotherapie
07740 Jena

Rehabilitationstechnik »Moorbad« Bad Doberan
Dr. Ebel Fachklinik
Für.Otth., Rheumatologie, Onkologie, Physik.Med. und Naturheilverfahren
18209 Bad Doberan

Universitätsklinikum Carl Gustav Carus
Orthopädische Klinik
01307 Dresden

Literatur

Bischoff, H.-P., *Chirodiagnostische und chirotherapeutische Technik – ein kurzgefasstes Lehrbuch der Manualmedizin*, Spitta-Verlag, Balingen

Bischoff, H.-P., *Manuelle Therapie für Physiotherapeuten*, Spitta-Verlag, Balingen

Greenman, P.E., *Lehrbuch der Osteopathischen Medizin*, Haug-Verlag, Heidelberg

Eder, M.,Tilscher, H., *Chirotherapie*, Hippokrates-Verlag, Stuttgart

Heimann, D., *Leitfaden Manuelle Therapie*, Urban & Fischer-Verlag, Jena

Lewit, K., *Manuelle Medizin*, Johann Ambrosius Barth-Verlag, Leipzig

Neumann, H.-D., *Manuelle Medizin. Eine Einführung*, Springer-Verlag, Berlin-Heidelberg

Peper, W., *Technik der Chiropraktik*, Haug-Verlag, Heidelberg

Sachse, J., Schildt-Rudloff, K., *Manuelle Untersuchung und Manipulationsbehandlung der Wirbelsäule*, Ullstein Mosby-Verlag, Berlin

Über den Autor

Geboren am 6. 10. 1935 in Görlitz. Nach einem Jahr Krankenpflegetätigkeit im November 1955 Beginn mit dem Medizinstudium an der Freien Universität Berlin. 1961 Staatsexamen an der FU Berlin. Anschließend Medizinalassistententätigkeit bis 1963. Danach Weiterbildung zum Facharzt für Orthopädie. 1968 Beginn der manualmedizinischen Ausbildung bei Dr. Sell in Isny-Neutrauchburg. Von 1969 bis 1972 niedergelassener Facharzt für Orthopädie in Berlin-Reinickendorf. Am 1.4.1972 Übernahme der Chefarztstelle in der klinischen Abteilung für konservative Orthopädie, Physikalische und Manuelle Medizin in Isny-Neutrauchburg als Nachfolger von Dr. Karl Sell. 1975 bis 2000 Chefarzt der Argentalklinik – einer Klinik für konservative Orthopädie und Rheumatologie mit Schwerpunkt Manuelle Medizin – in Isny-Neutrauchburg.

Seit 1975 Ausbildungsleiter und 2. Vorsitzender des Dr.-Karl-Sell-Ärzteseminars. Seit 1994 1. Vorsitzender des Seminars und Vizepräsident der Deutschen Gesellschaft für Manuelle Medizin. Von 1988 bis 2001 als 2. Schriftführer Mitglied des geschäftsführenden Vorstandes der Deutschen Gesellschaft für Orthopädie und Traumatologie (heute Deutsche Gesellschaft für Orthopädie und Orthopädische Chirurgie).

Autor von Lehrbüchern für Manuelle Medizin und Manuelle Therapie. Zahlreiche weitere Veröffentlichungen aus den Bereichen der Manuellen Medizin und konservativen Orthopädie.

Fachbeisitzer der Bezirksärztekammer Südwürttemberg und der Landesärztekammer Baden-Württemberg für den Bereich Chirotherapie. Noch aktiv als Facharzt für Orthopädie-Rheumatologie und Facharzt für Physikalische und rehabilitative Medizin in einer Privatpraxis. Weiterhin als Ausbildungs- und Kursleiter für Manuelle Medizin/Chirotherapie tätig.

Register